인지발달에 좋은 효도선물 시리즈5

두뇌 트레이닝을 위한 어르신들의 색칠공부

꽃

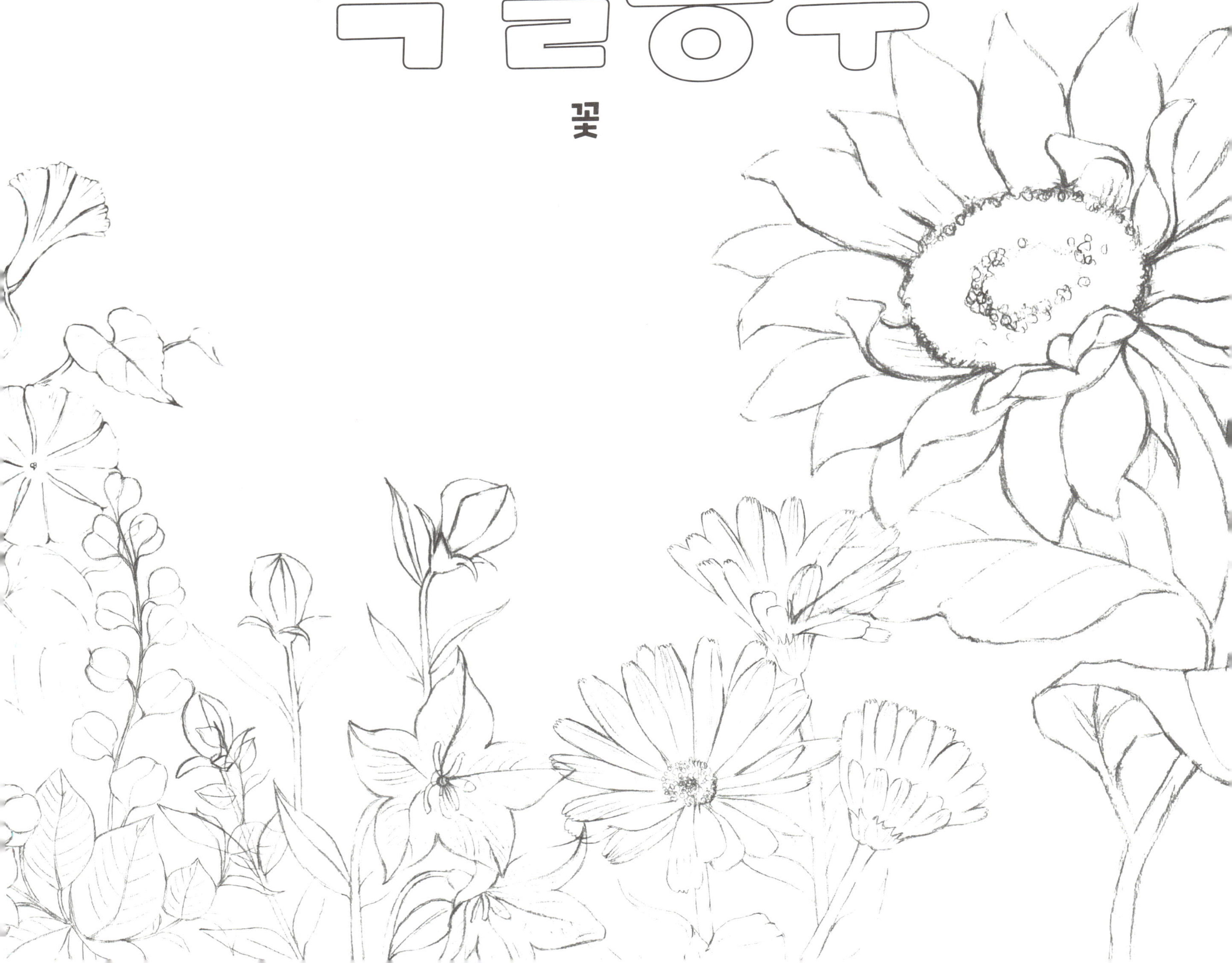

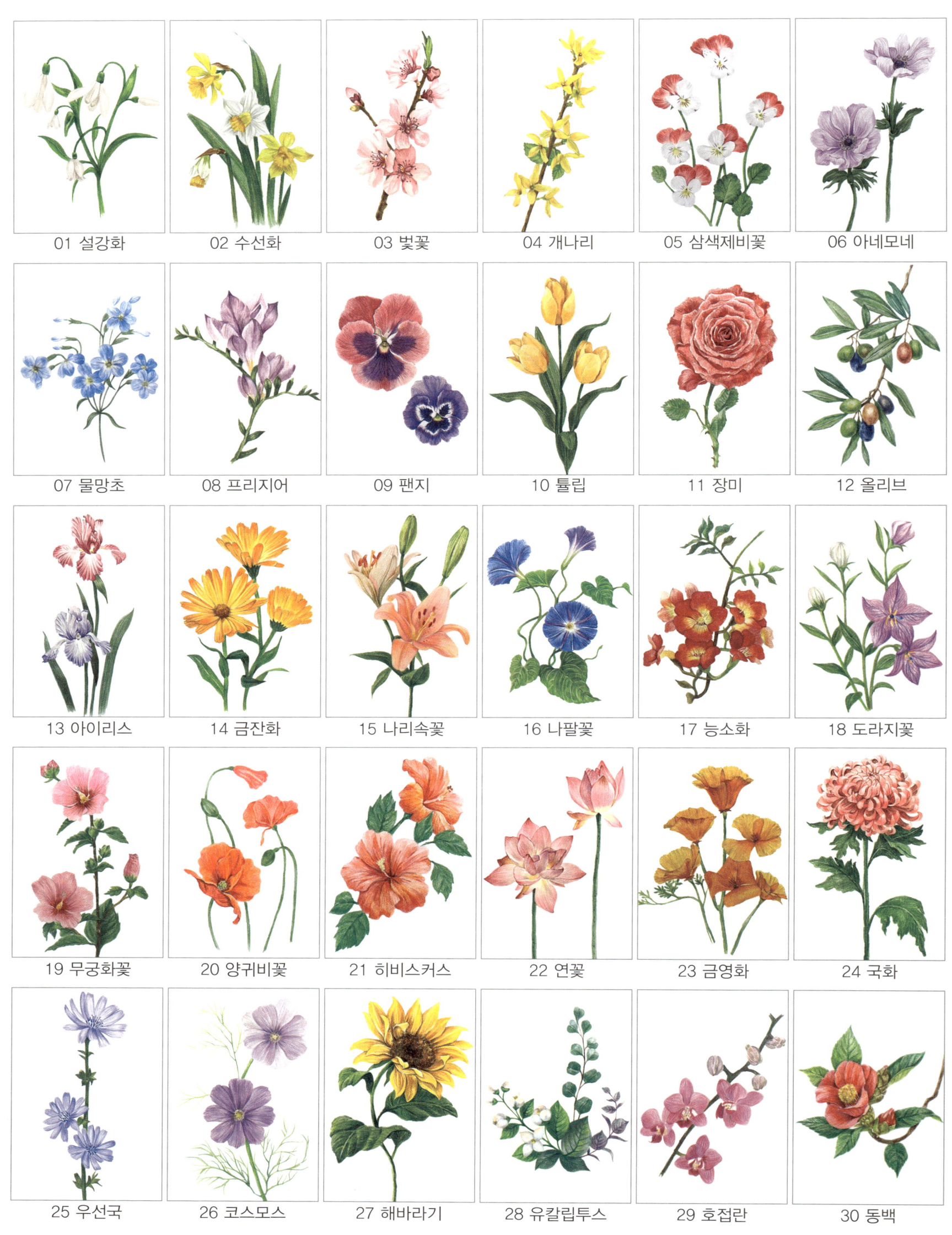

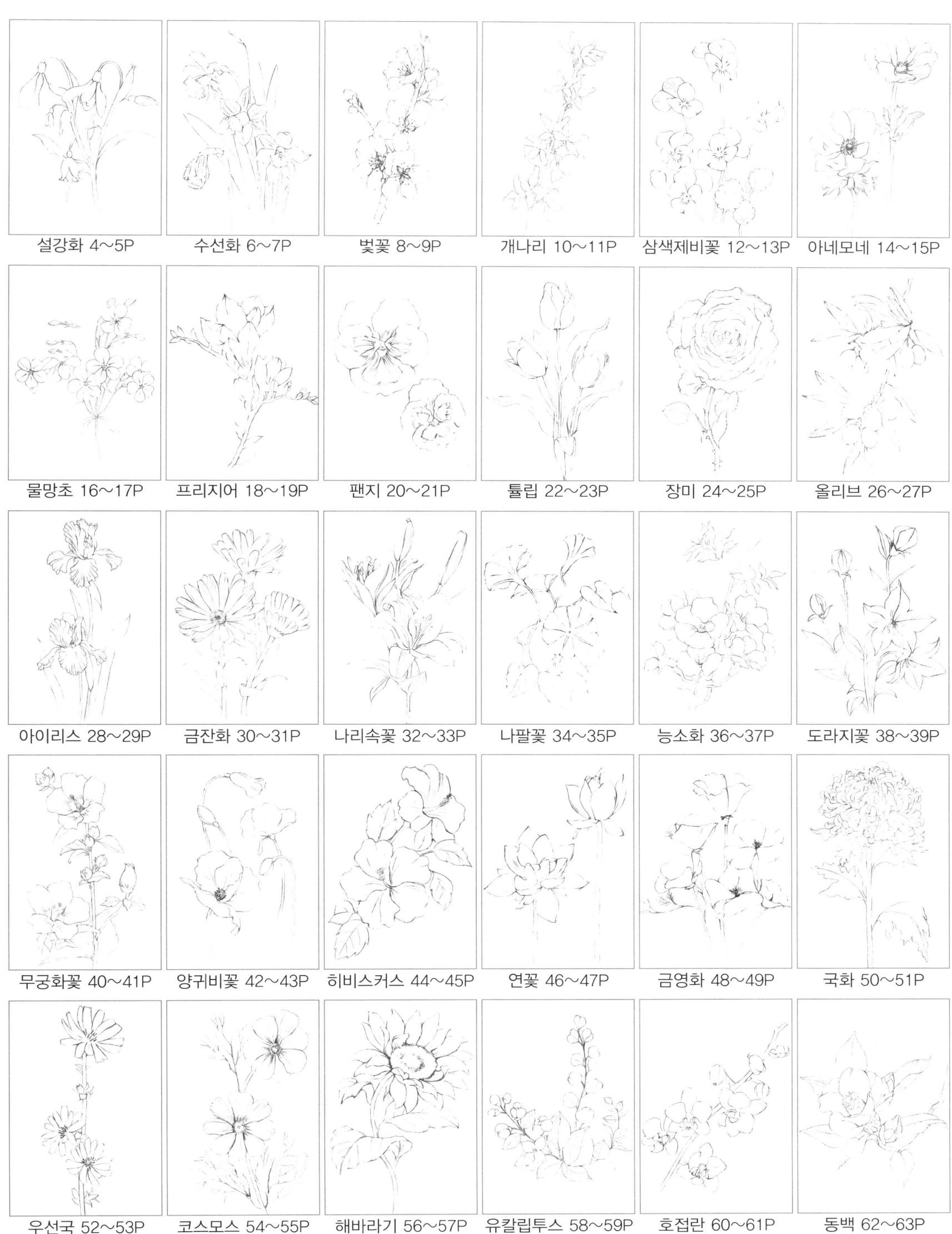

설강화

꽃말: 희망, 위안, 인내

양지바른 곳에서 2~3월에 10cm~15cm 피고 내한성이 강해서 노지월동이 가능한 식물. 그리스어로 우유꽃이라는 뜻

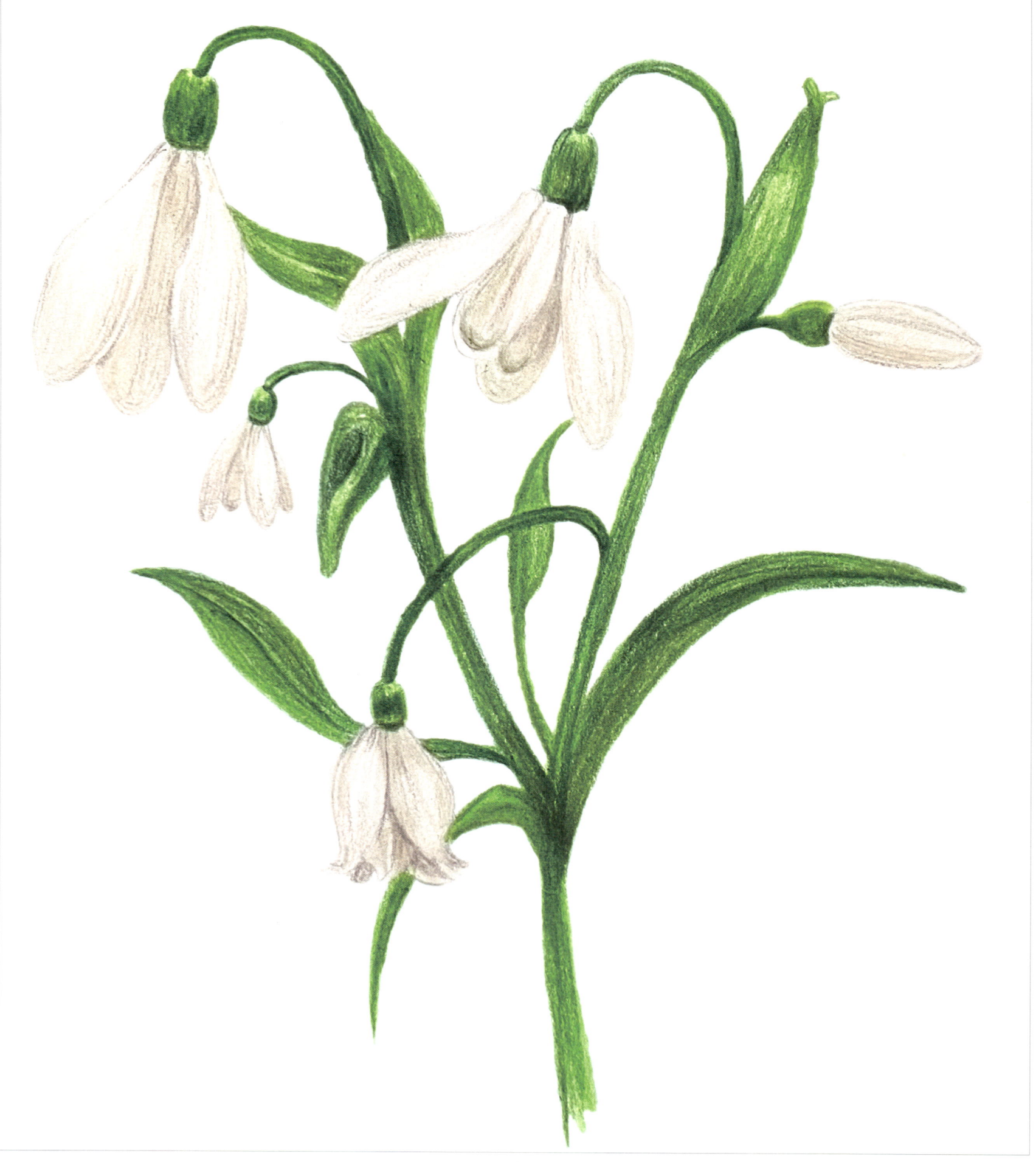

설강화

꽃말: 희망, 위안, 인내

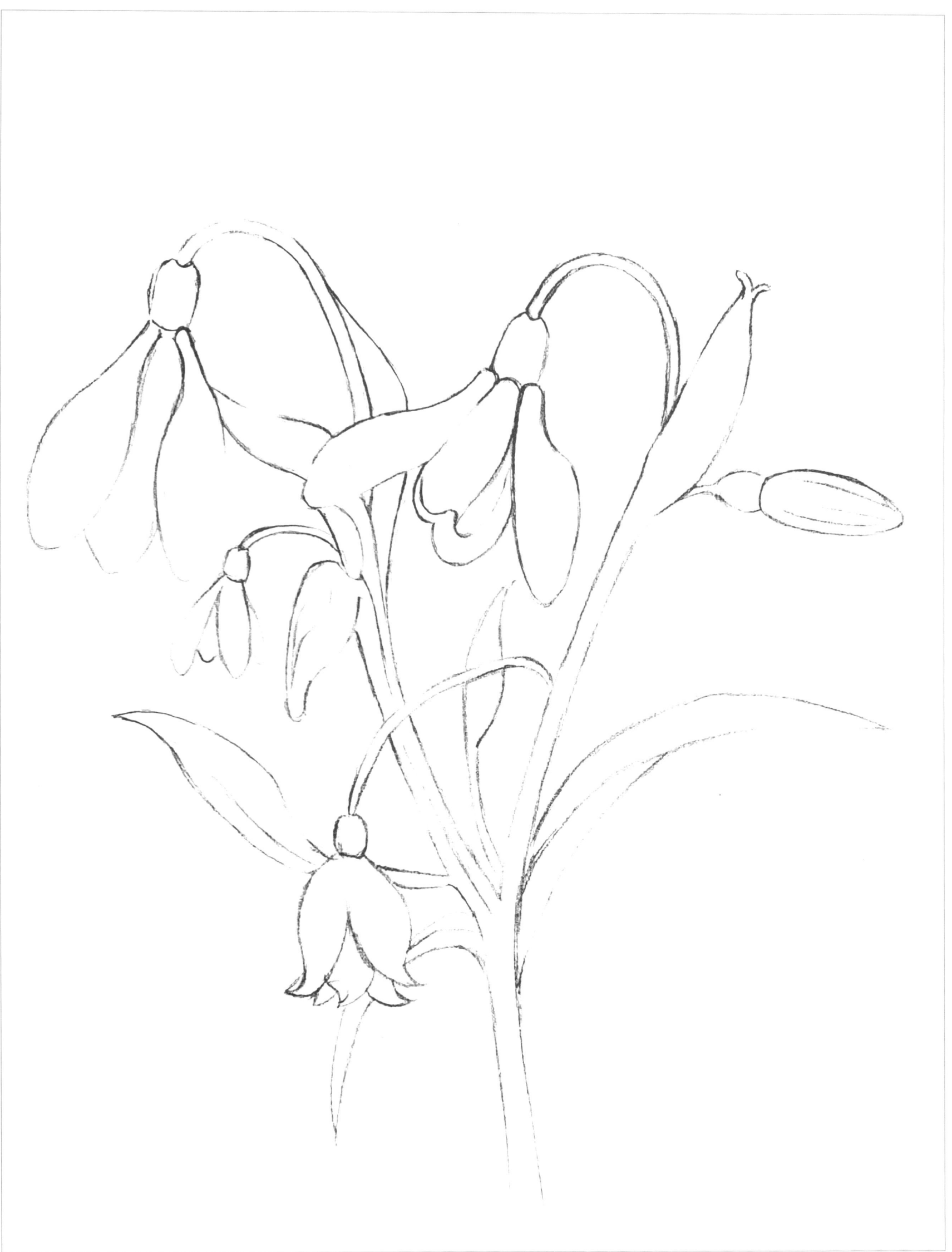

수선화

꽃말: 자기사랑, 자존심, 고결, 신비

수선화는 한국, 중국, 일본 및 지중해 연안에 자생하고 있으며, 비늘줄기에 속하는 내한성이 강한 가을심기 구근으로 3월말~4월초 개화된다.

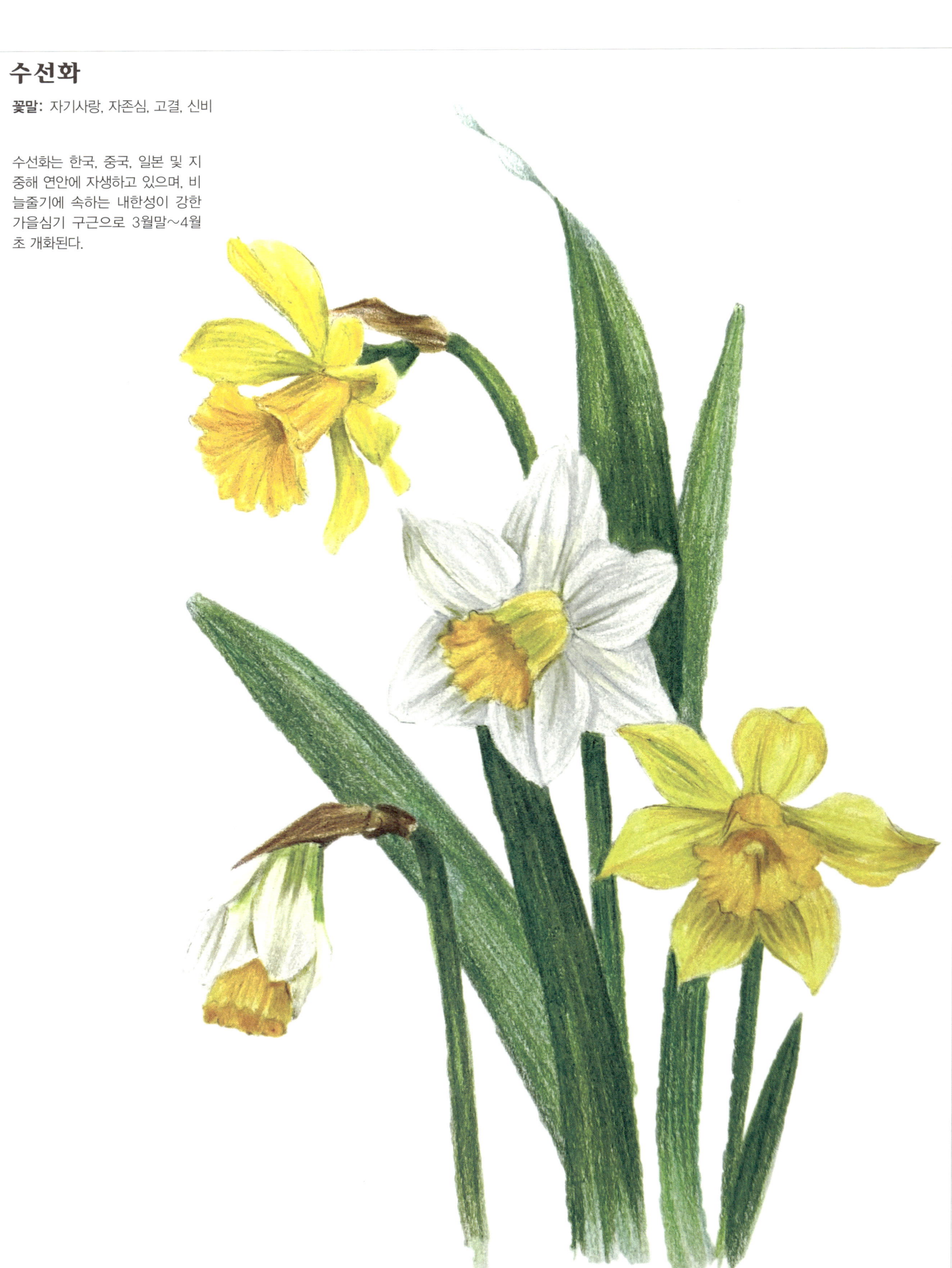

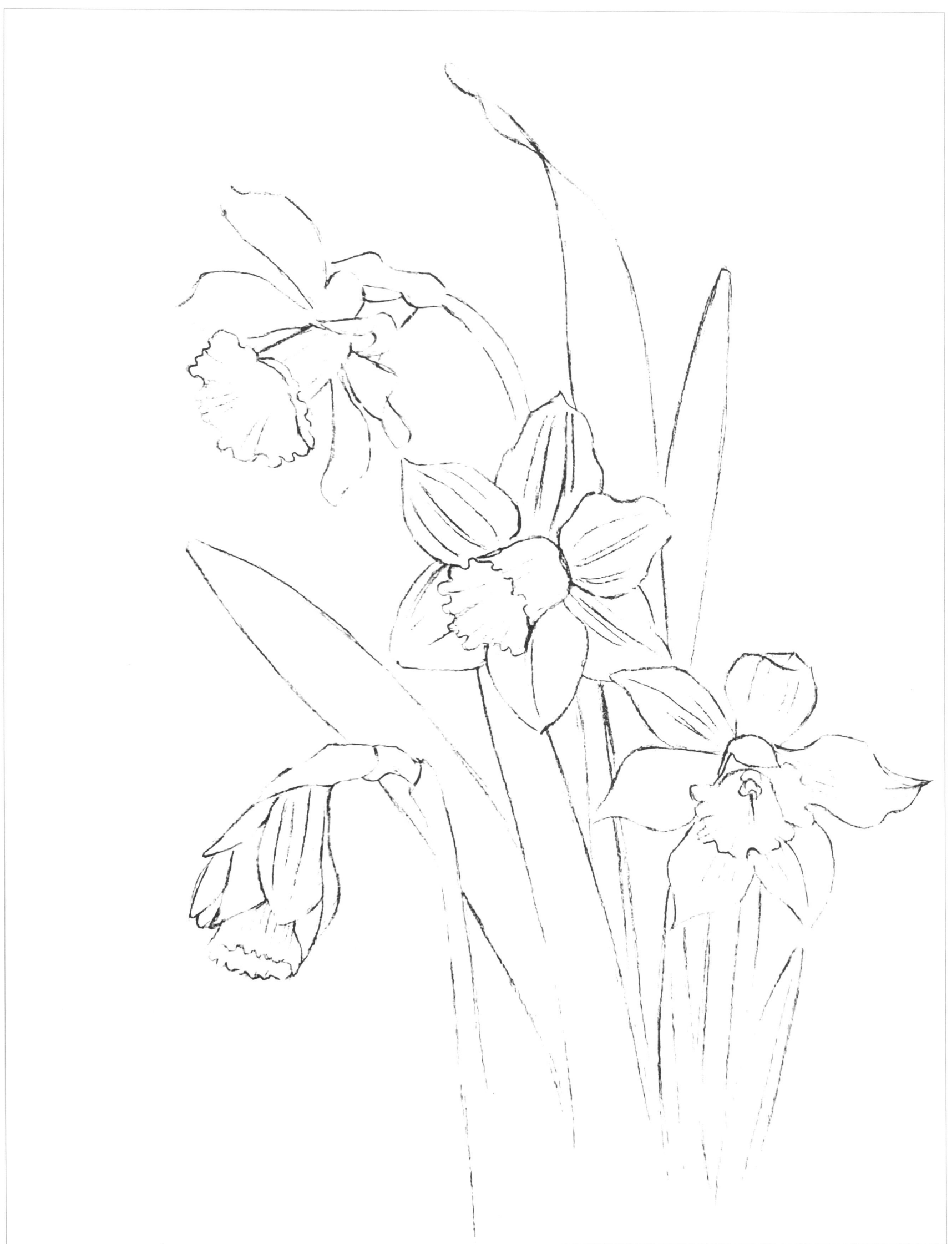

벚꽃

꽃말: 순결, 절세미인

잎보다 꽃이 먼저 피는 벚나무는 번식력이 아주 강한 나무로 4월 초순부터 시작해 중순이면 전국을 하얀 꽃구름으로 뒤덮는다. 벚꽃의 개화일은 한 개체 중 몇 송이가 완전히 피었을 때를 말하므로 꽃이 만개한 시기와는 약간 다르다.

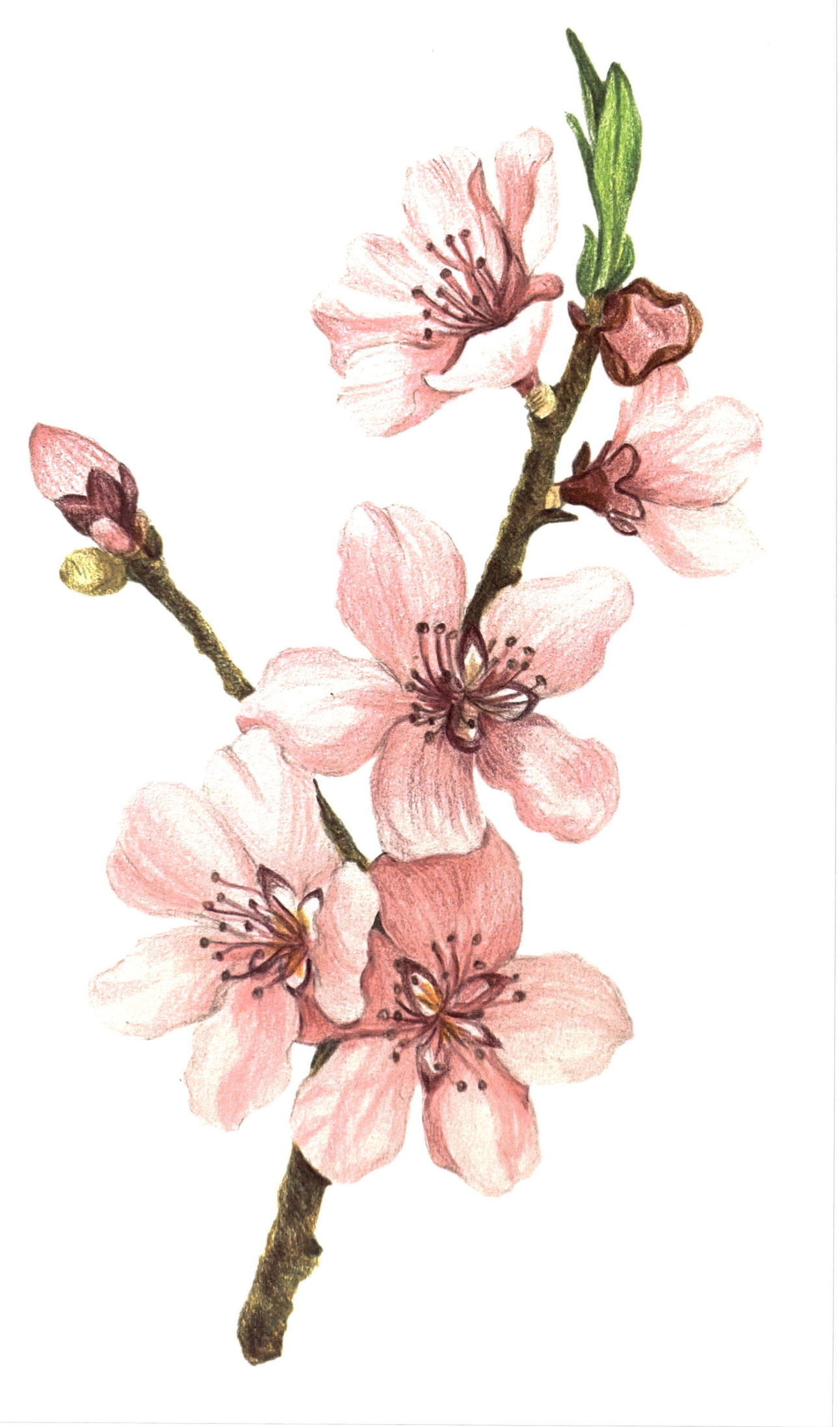

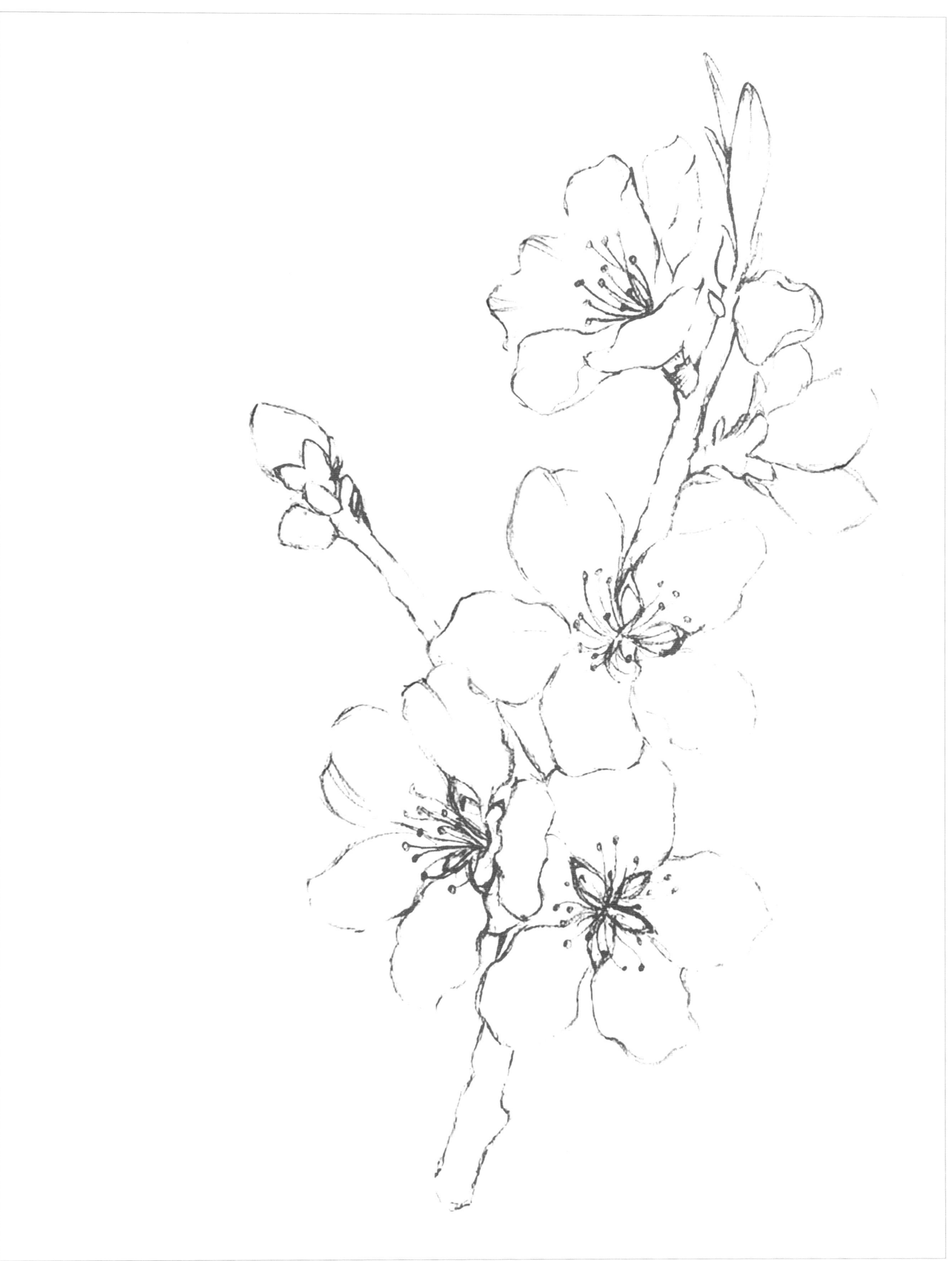

개나리

꽃말: 희망, 깊은 정

4월에 잎겨드랑이에서 노란색 꽃이 1~3개씩 피며 원산지는 한국이고 **한국 특산식물**이다. 전국 각지에 분포하며 산기슭의 양지에 자란다.

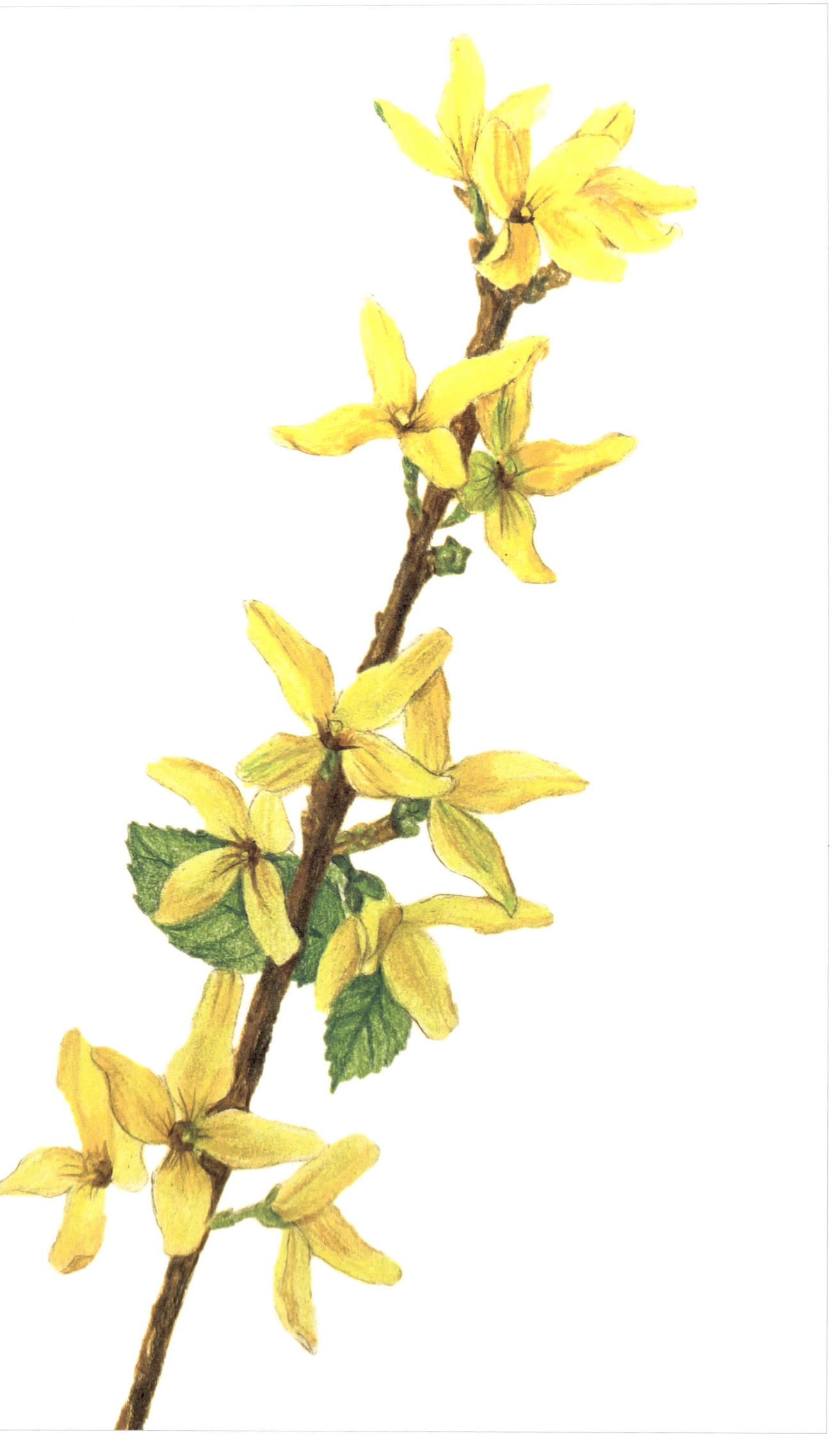

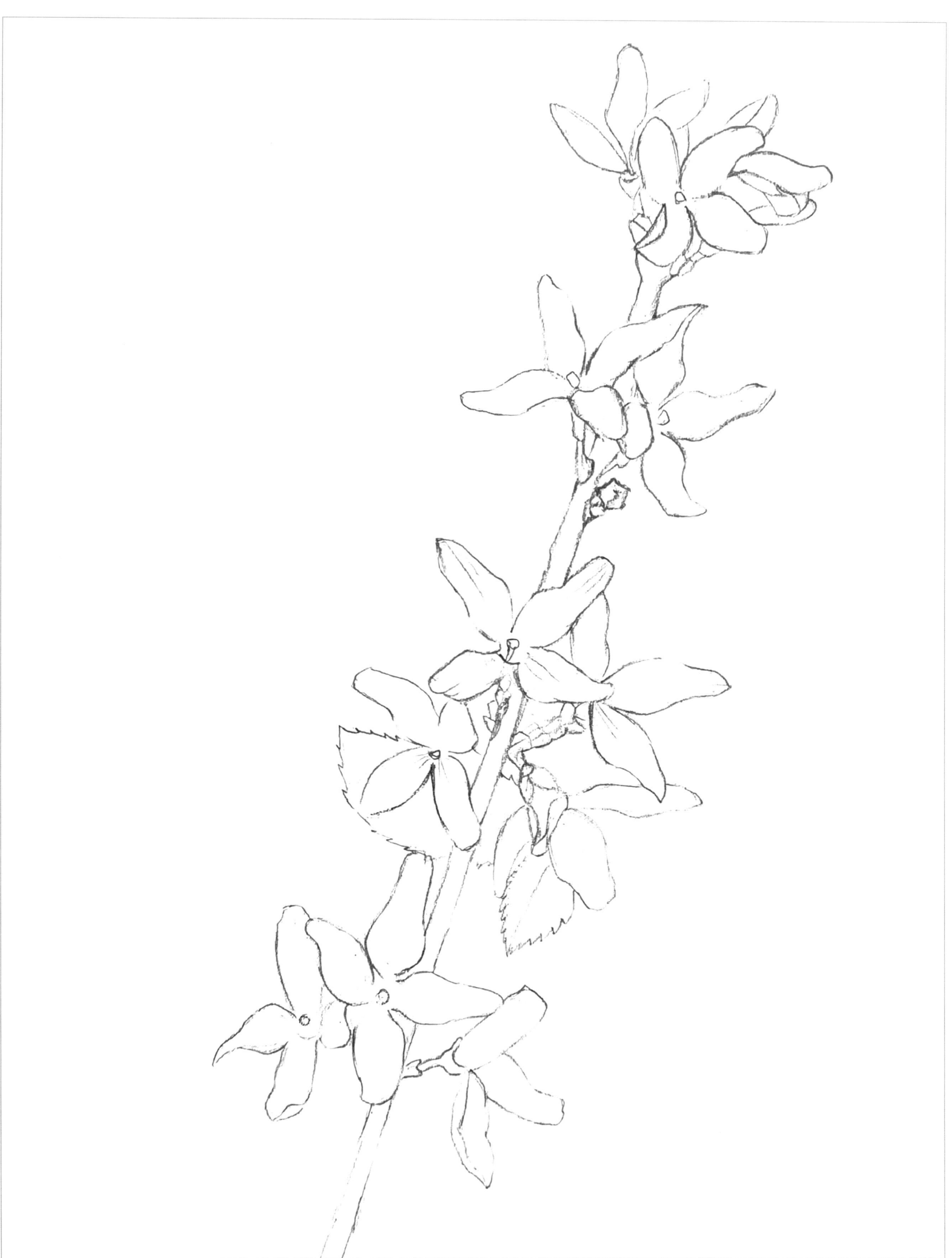

삼색제비꽃

꽃말: 나를 생각해 주세요, 마음의 평화, 평온, 순수한 사랑

꽃은 4~5월에 자주색, 흰색 또는 노란색으로 피며, 유럽 원산으로 관상용으로 식재하는 두해살이풀이다.

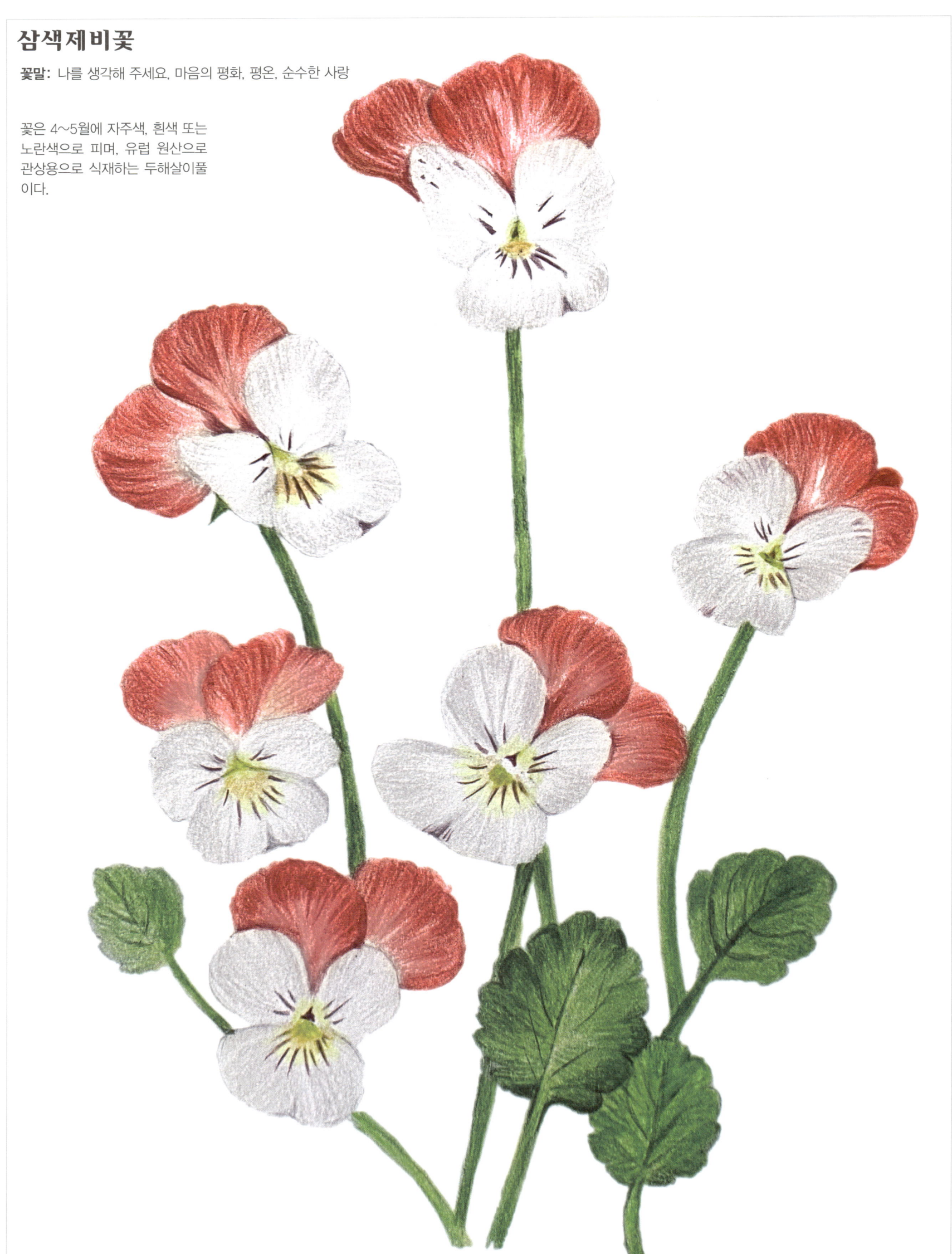

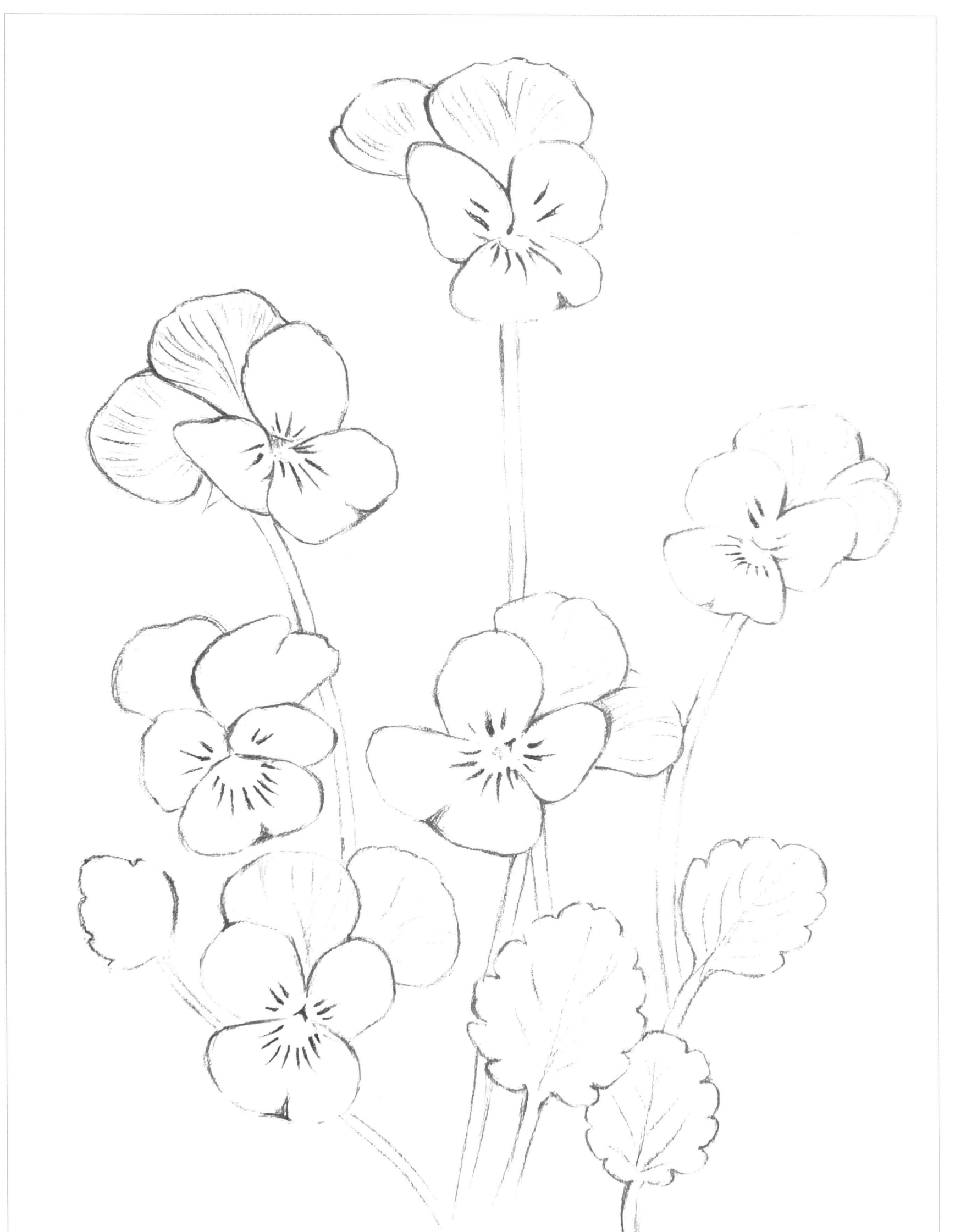

아네모네

꽃말: 배신, 속절 없는 사랑, 이룰 수 없는 사랑

꽃은 4~5월에 피는데, 지름 6~7cm이고 홑꽃과 여러 겹꽃이 있으며, 빨간색 · 흰색 · 분홍색 · 하늘색 · 노란색 · 자주색 등으로 핀다.

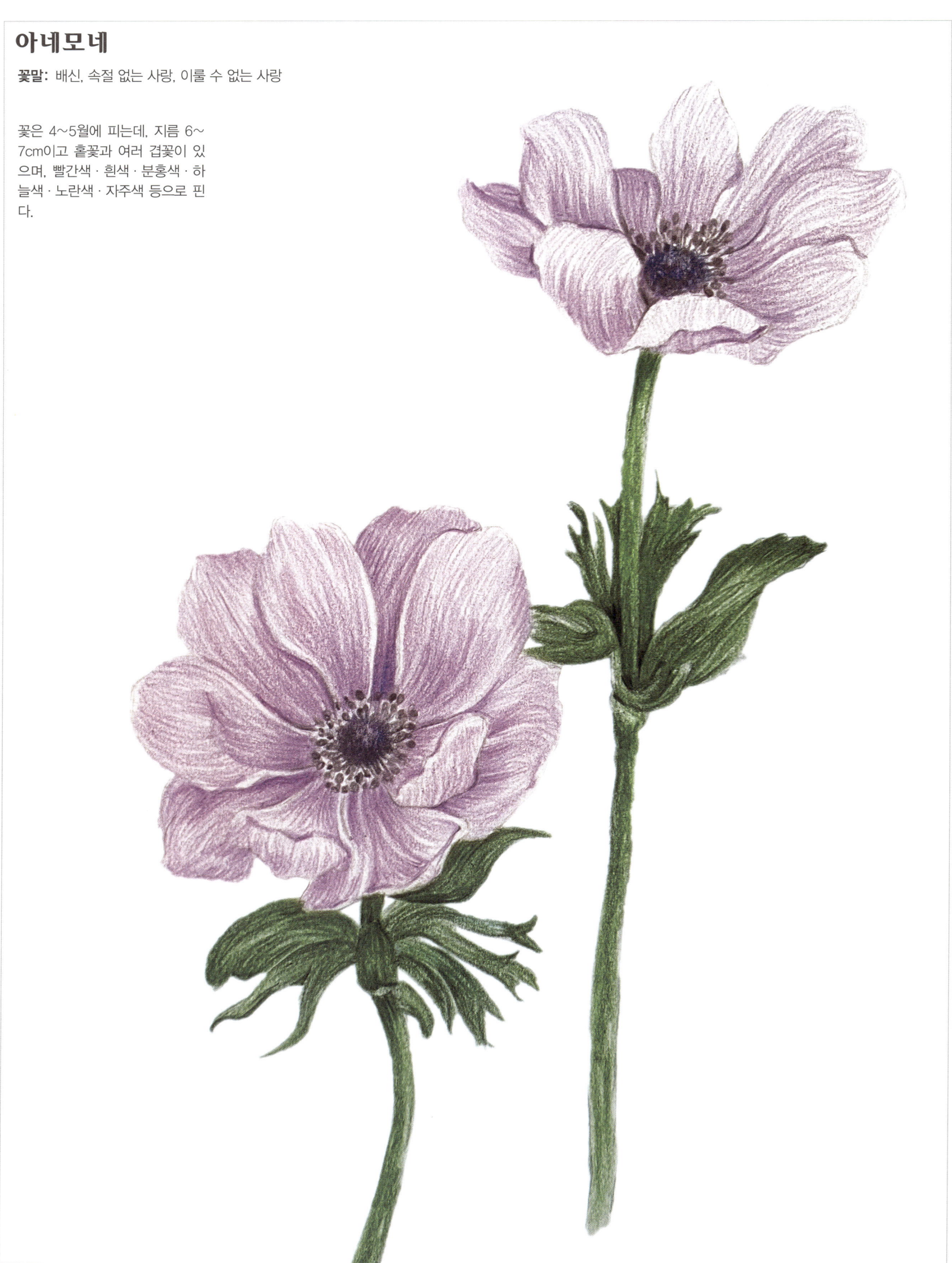

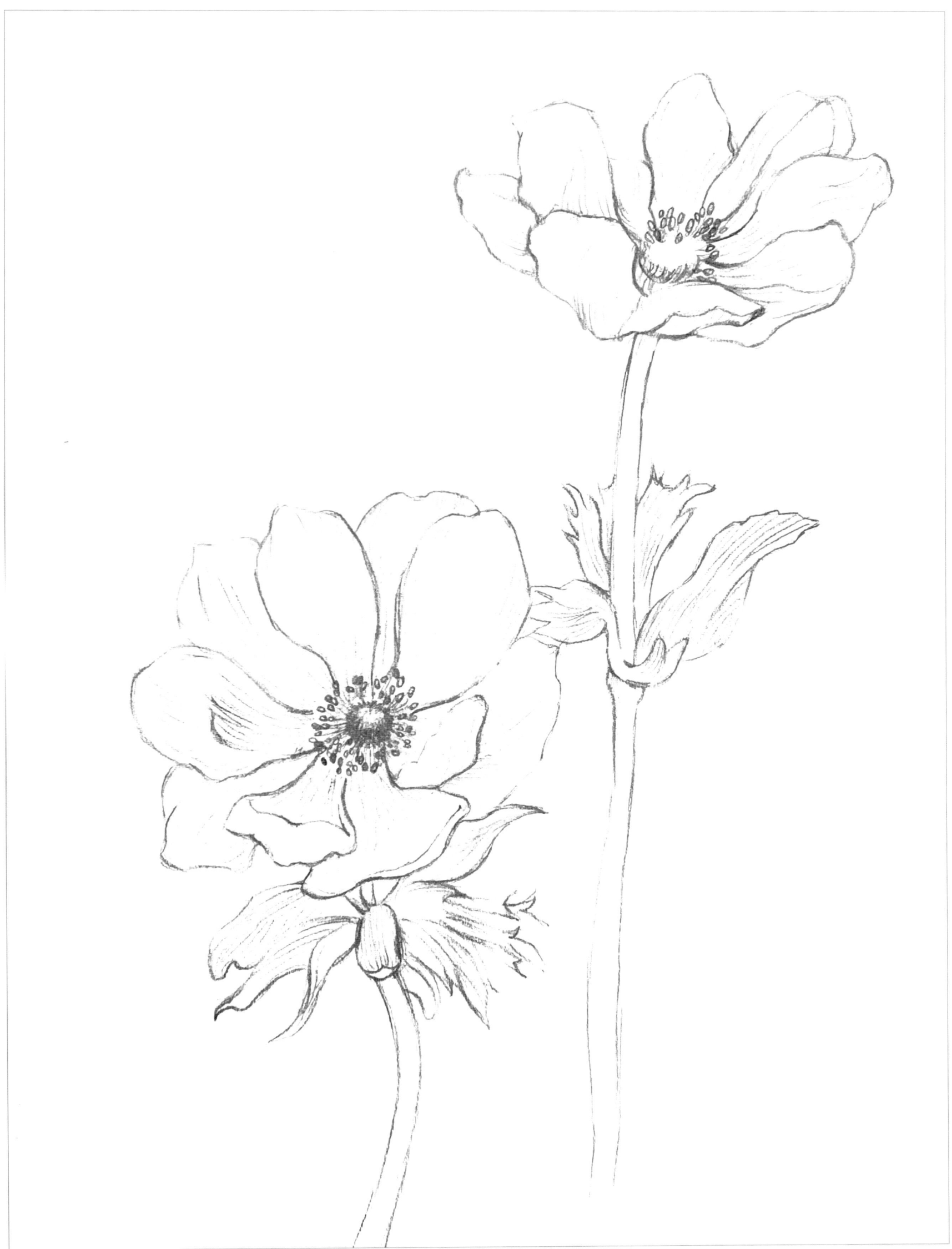

물망초

꽃말: 나를 잊지 마세요, 진실의 우정

꽃은 5~6월에 하늘색으로 피는 푸른빛의 작은 꽃이다. 꽃이 한 대롱에서 뭉쳐서 핀다. 원산지는 유럽으로 14세기 헨리 4세가 문장으로 채택하면서 유명해졌다. 애틋한 꽃말을 가진 이 꽃은 사람들에게 아련한 마음을 갖게 한다.

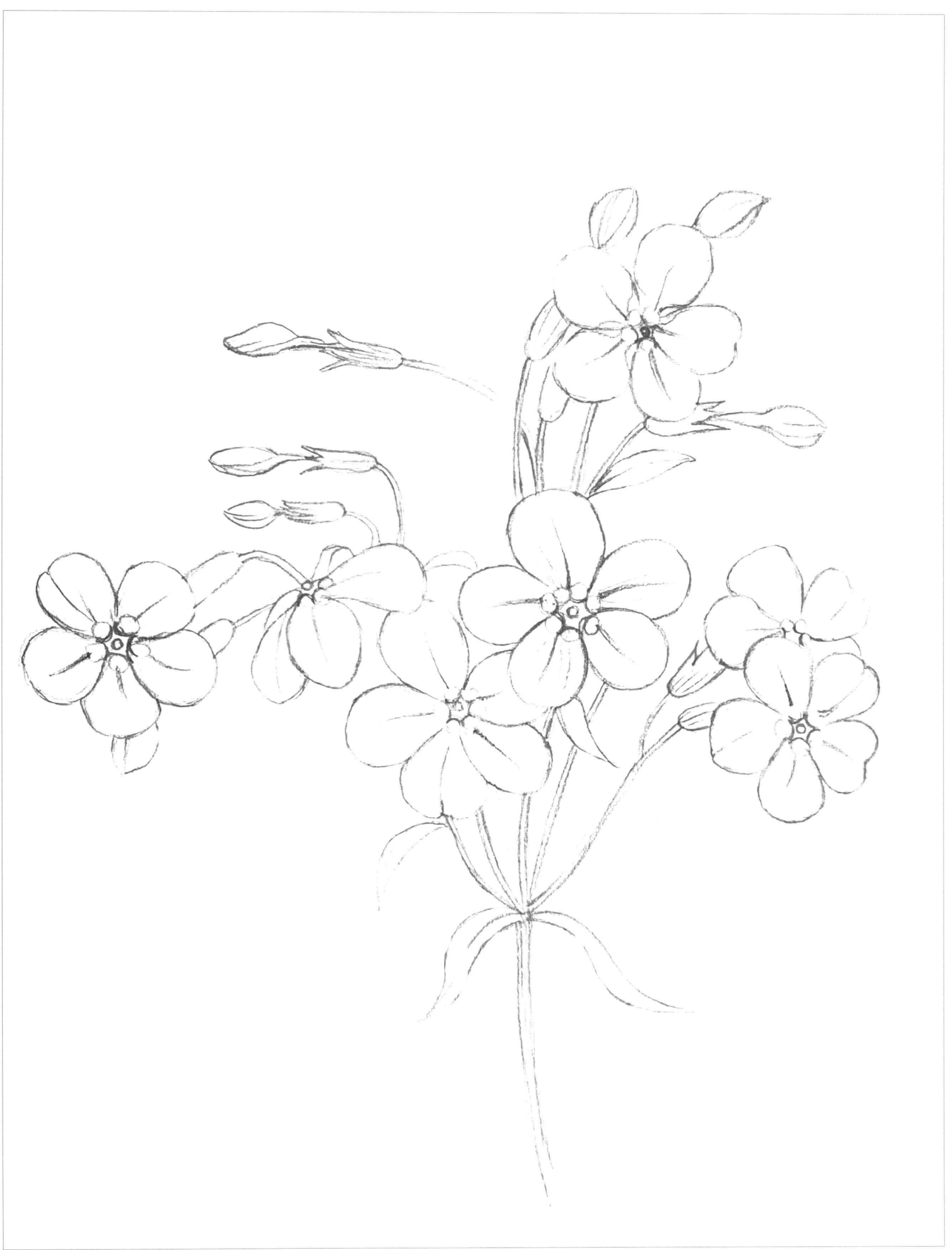

프리지어

꽃말: 새로운 시작을 응원합니다,
천진난만, 자기자랑, 청함, 순결, 영원한 우정

달콤한 봄꽃인 프리지어는 붓꽃과의 여러해살이 풀이다. 남아프리카가 원산지로 관상용으로 널리 재배된다. 향설란이라고도 불린다.

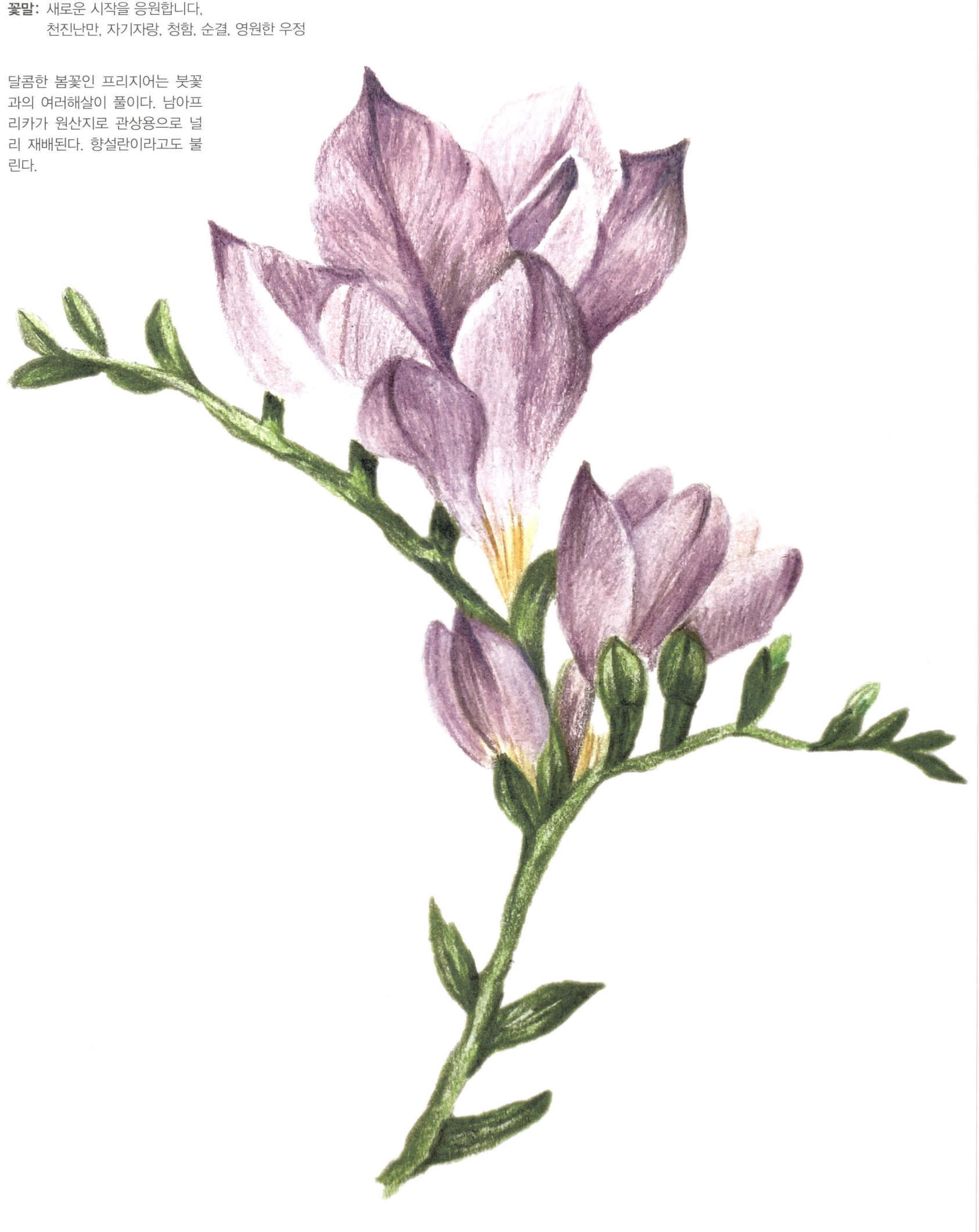

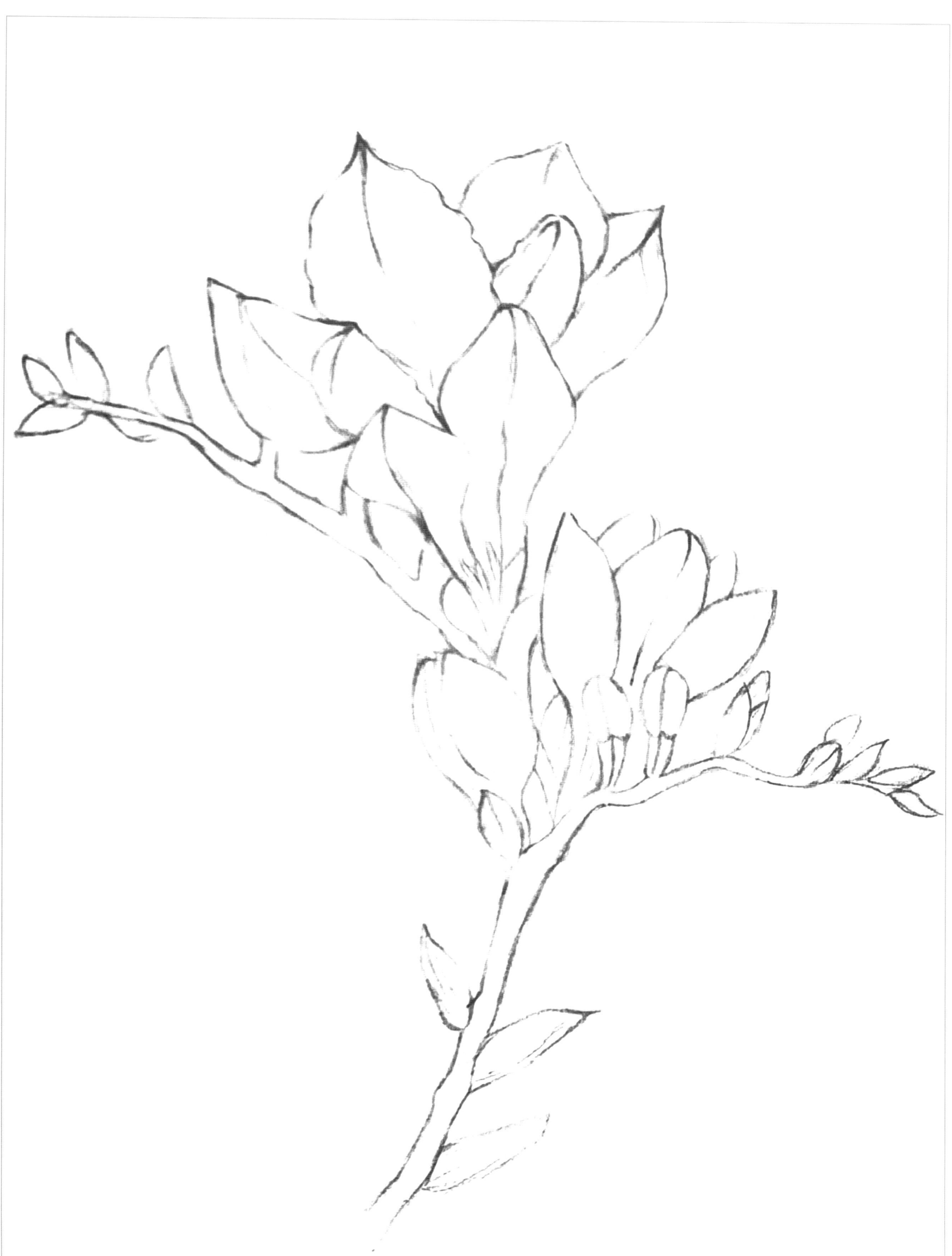

팬지

꽃말: 사색, 나를 생각해 주세요

많은 종류의 팬지들이 달콤한 향기를 가진 꽃들을 봄부터 여름까지 쉬지 않고 계속해서 피워낸다. 그 중에서도 순수한 노랑색으로 피는 계통의 팬지의 꽃들이 가장 강한 향기를 풍긴다.

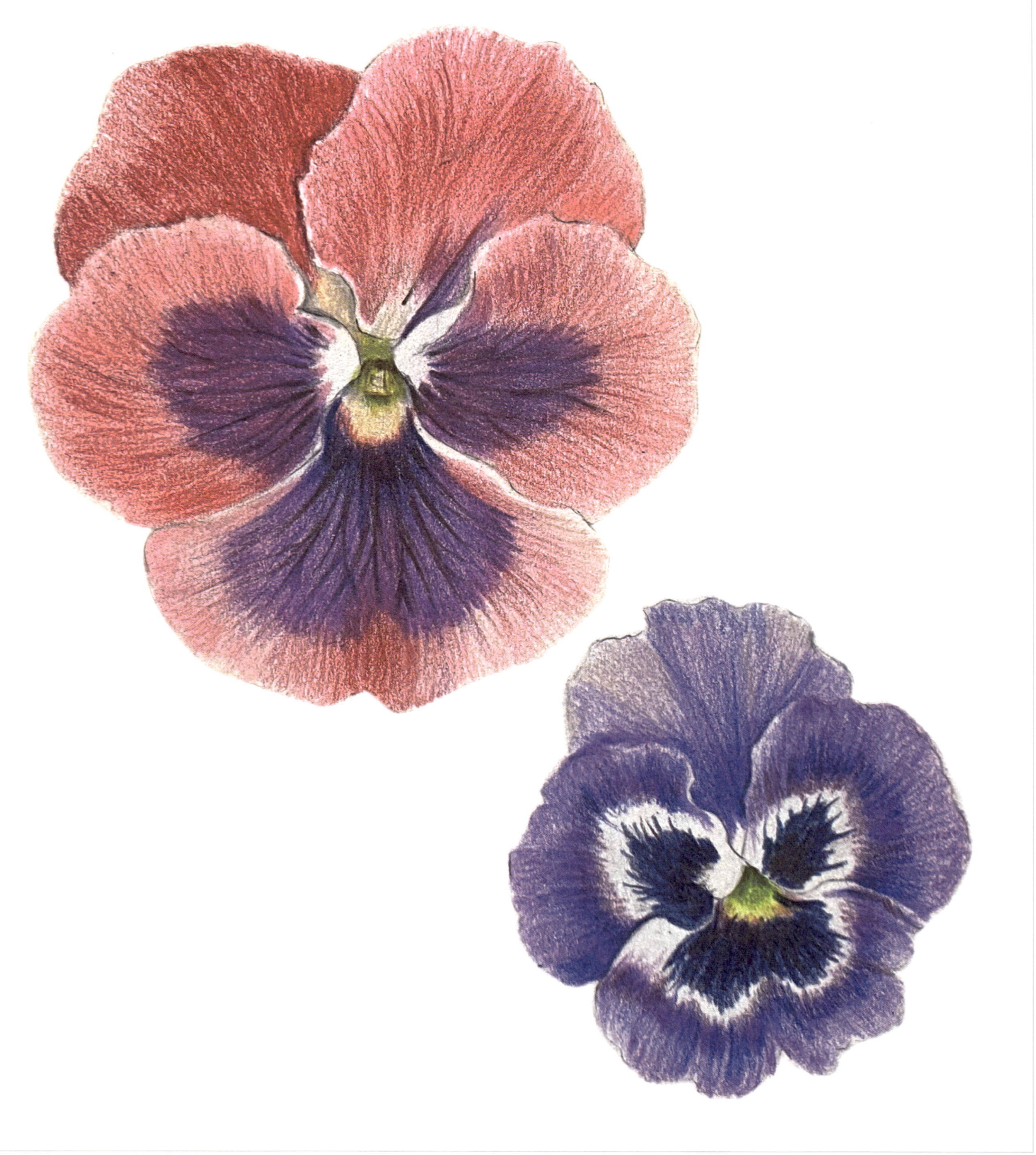

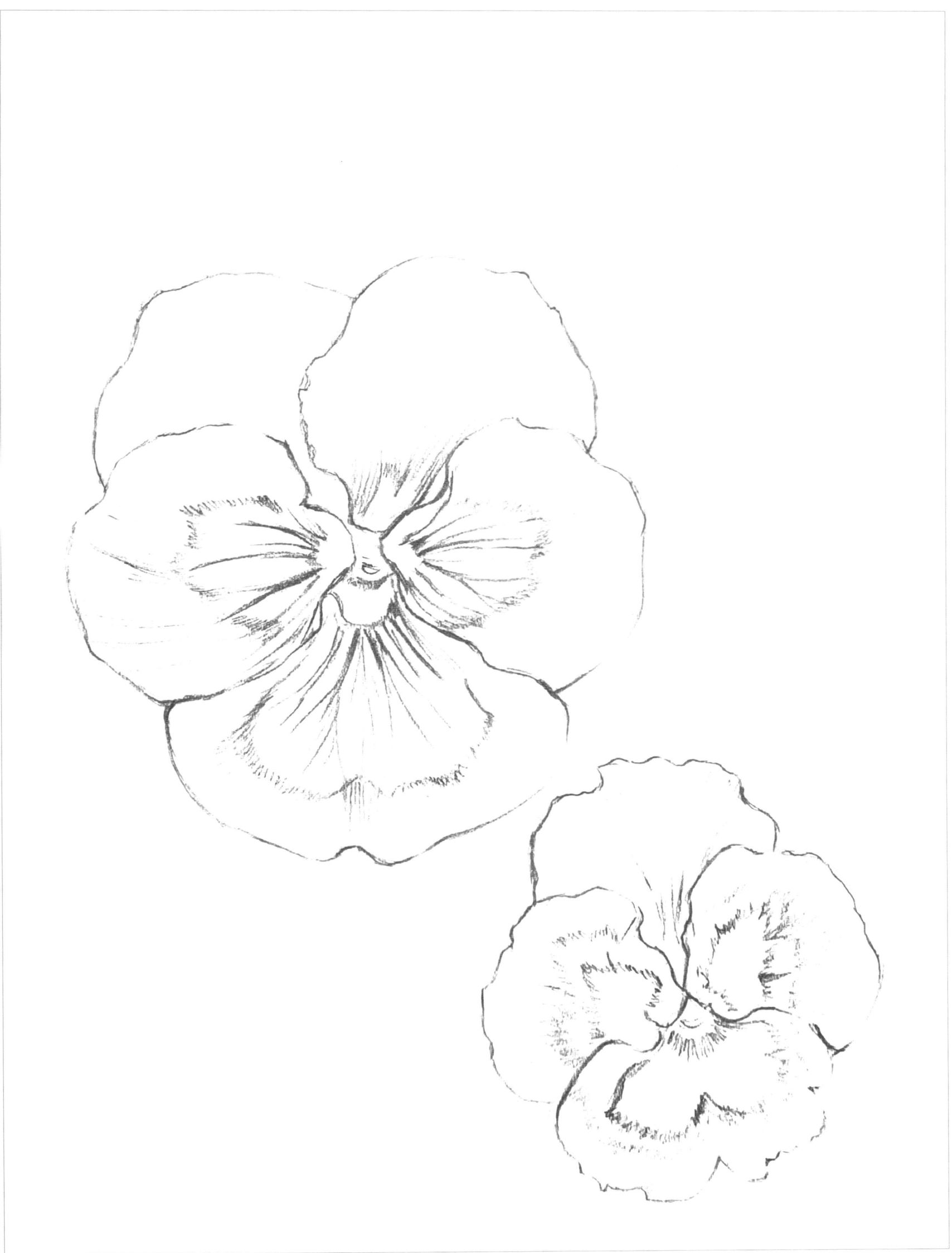

튤립

꽃말: 빨간 튤립; 사랑의 고백 및 표현
분홍 튤립; 애정과 배려
보라색 튤립; 영원한 사랑
노란 튤립; 혼자하는 사랑, 헛된 사랑
하얀 튤립; 실연

4월이나 5월에 종 모양의 꽃이 핀다. 터어키 지방의 한 농가 정원에서 발견되어 유럽으로 전해진 후 무수한 품종이 개량되어 세계 각국으로 퍼져나가게 되었다.

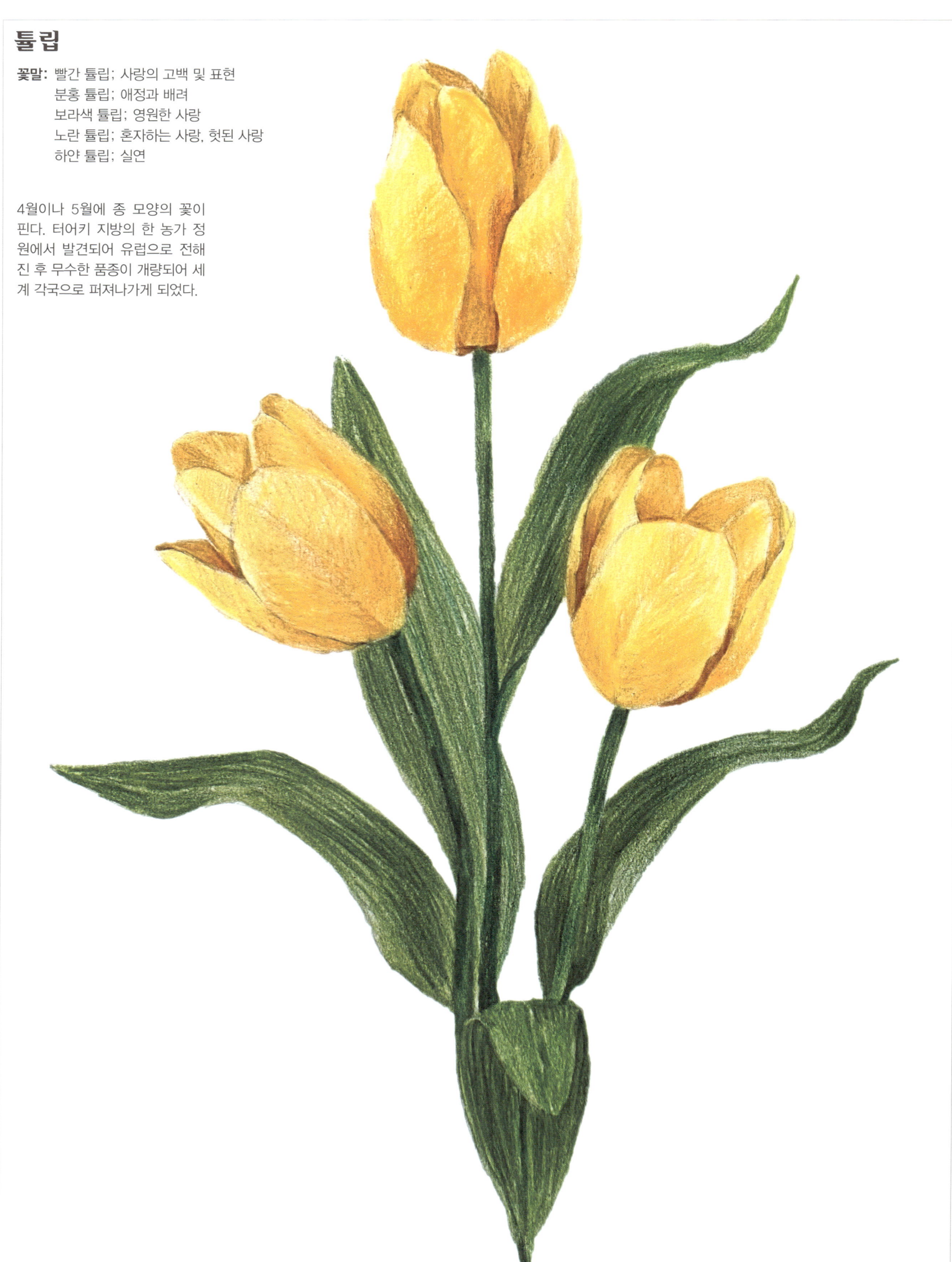

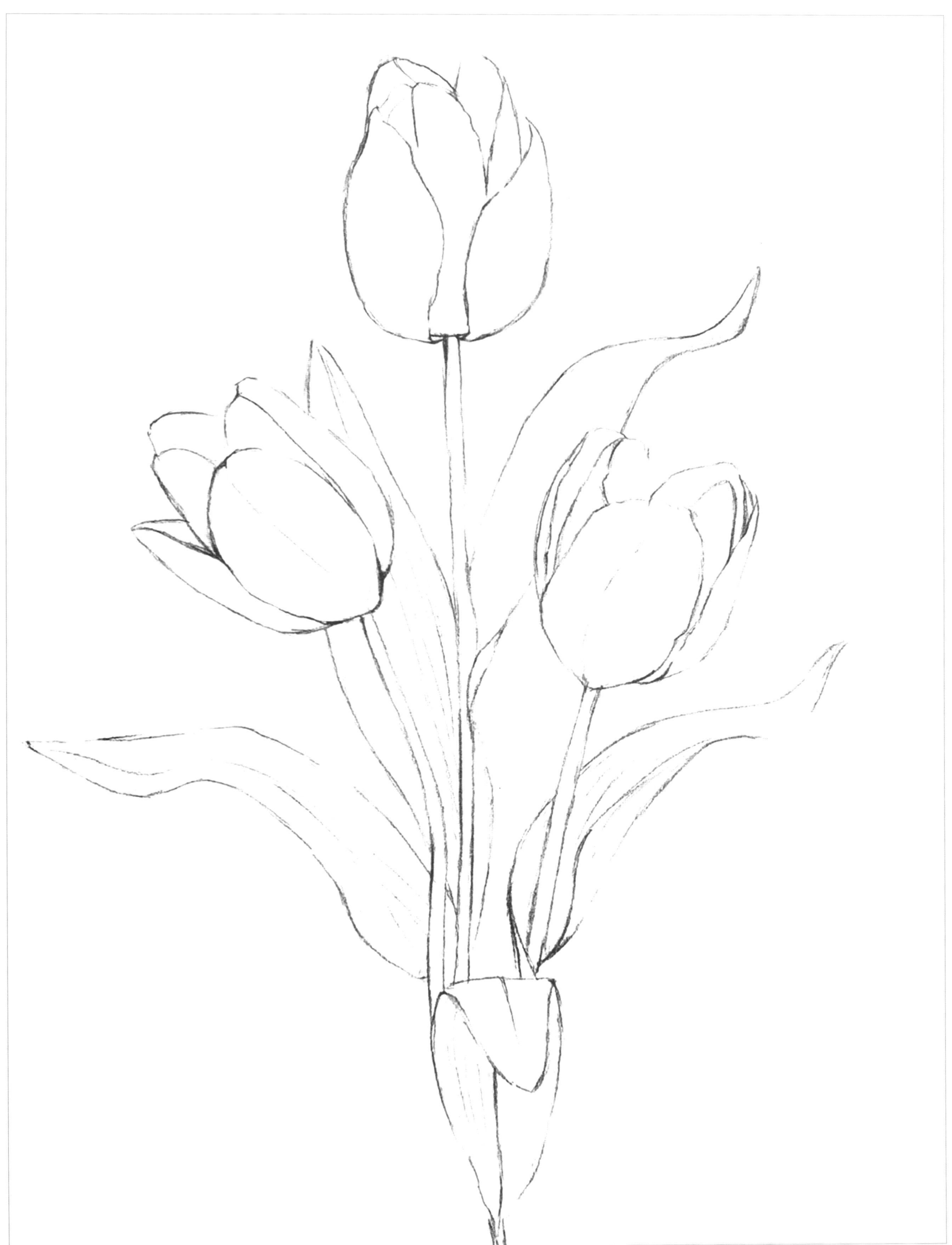

장미

꽃말: 빨간장미 ; 사랑, 욕망, 절정, 기쁨, 아름다움
하얀장미 ; 존경, 순결, 순진, 매력
주황장미 ; 수줍은, 첫사랑의 고백
분홍장미 ; 맹세, 단순, 행복한 사랑
파란장미 ; 기적, 이루어낼 수 있는, 등
보라색장미 ; 영원한사랑, 또하나는 불완전한 사랑
노란장미 ; 질투, 사랑의 감소, 완벽한 성취
검은장미 ; 당신은 영원히 나의것

장미는 가장 인기 있고 널리 재배되는 관상용 꽃. 꽃 색은 분홍색~빨간색 팔레트에 있지만, 요즘에는 흰색, 노란색, 분홍색, 빨간색, 심지어 검은색과 같은 다양한 색상으로 길들여진 품종을 찾아볼 수 있습니다.

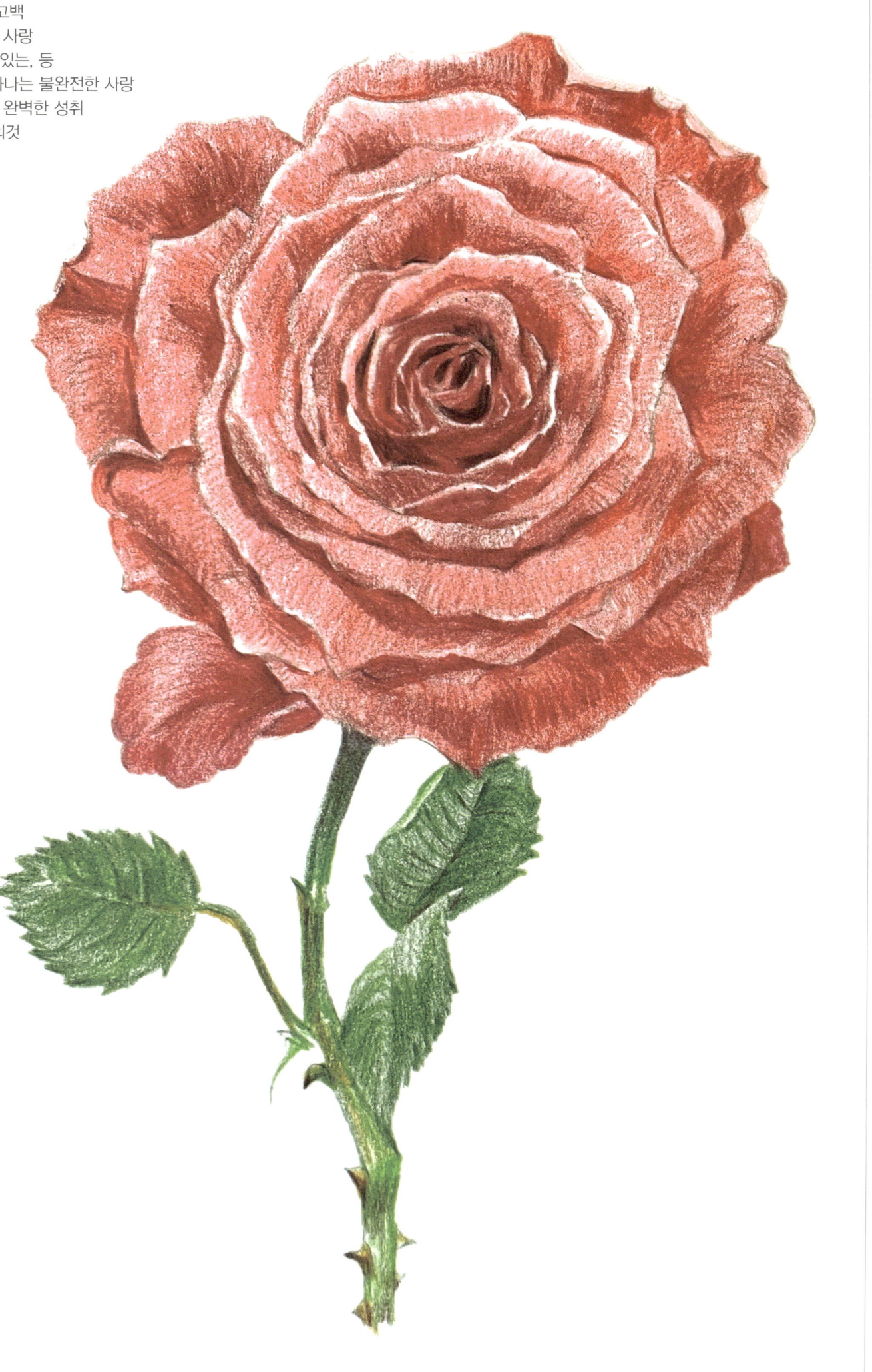

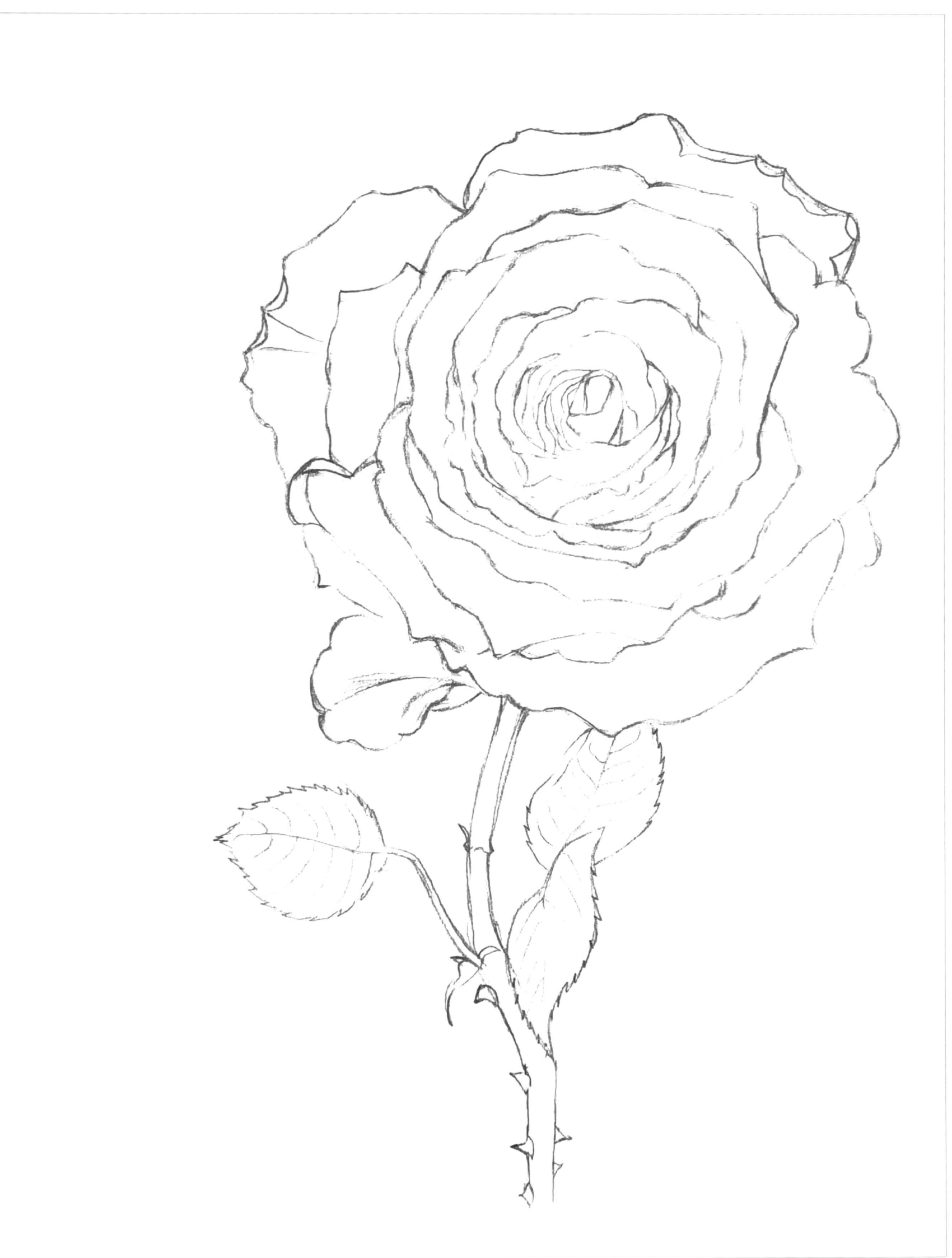

올리브

꽃말: 평화

지중해 일대에서 나는 물푸레나무과의 과수로, 열매를 생으로 혹은 절여 먹거나 압착해서 기름으로 만들기도 한다.

올리브 가지는 비둘기와 함께 평화의 상징인데, 이는 구약에서 대홍수 후 육지를 찾기 위하여 노아가 보낸 비둘기가 올리브 가지를 가지고 돌아온 고사에서 유래한다.

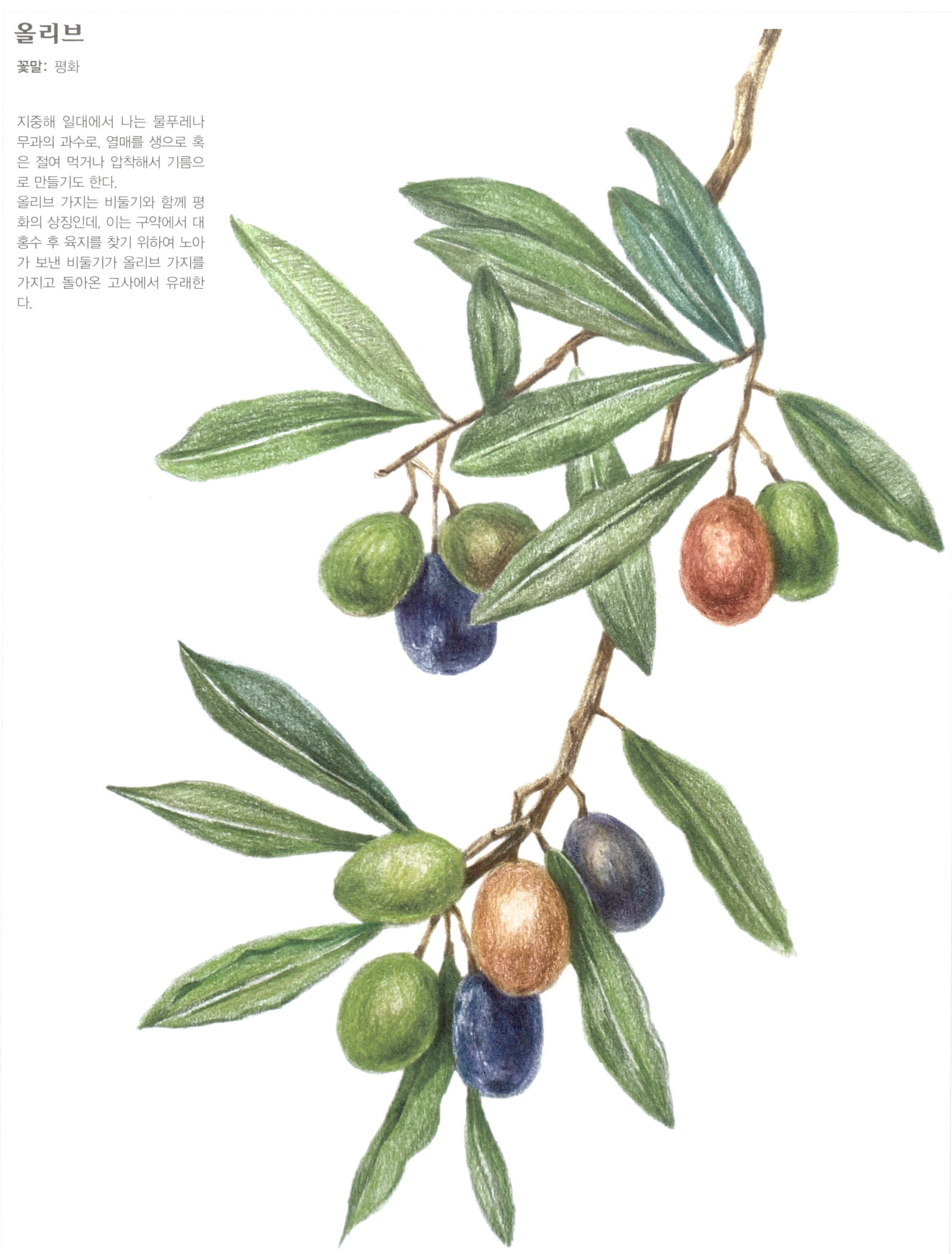

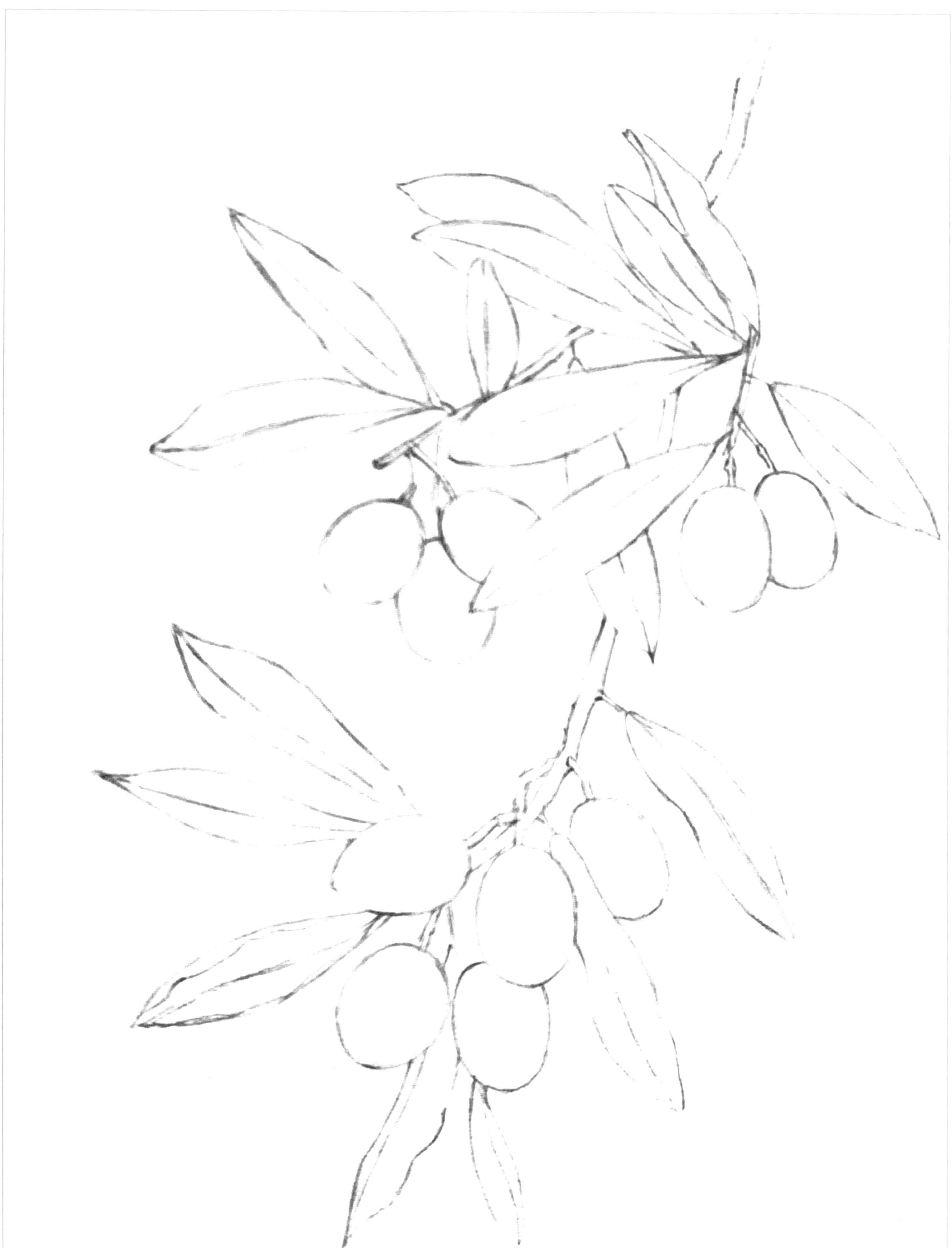

아이리스

꽃말: 좋은 소식, 잘 전해 주세요

가지를 치지 않고 곧추 커서 높이가 20~60cm 정도로 자라는 여러해살이풀이다. 꽃은 주로 자주색이며 초여름에 줄기 끝에 2~3개씩 핀다.

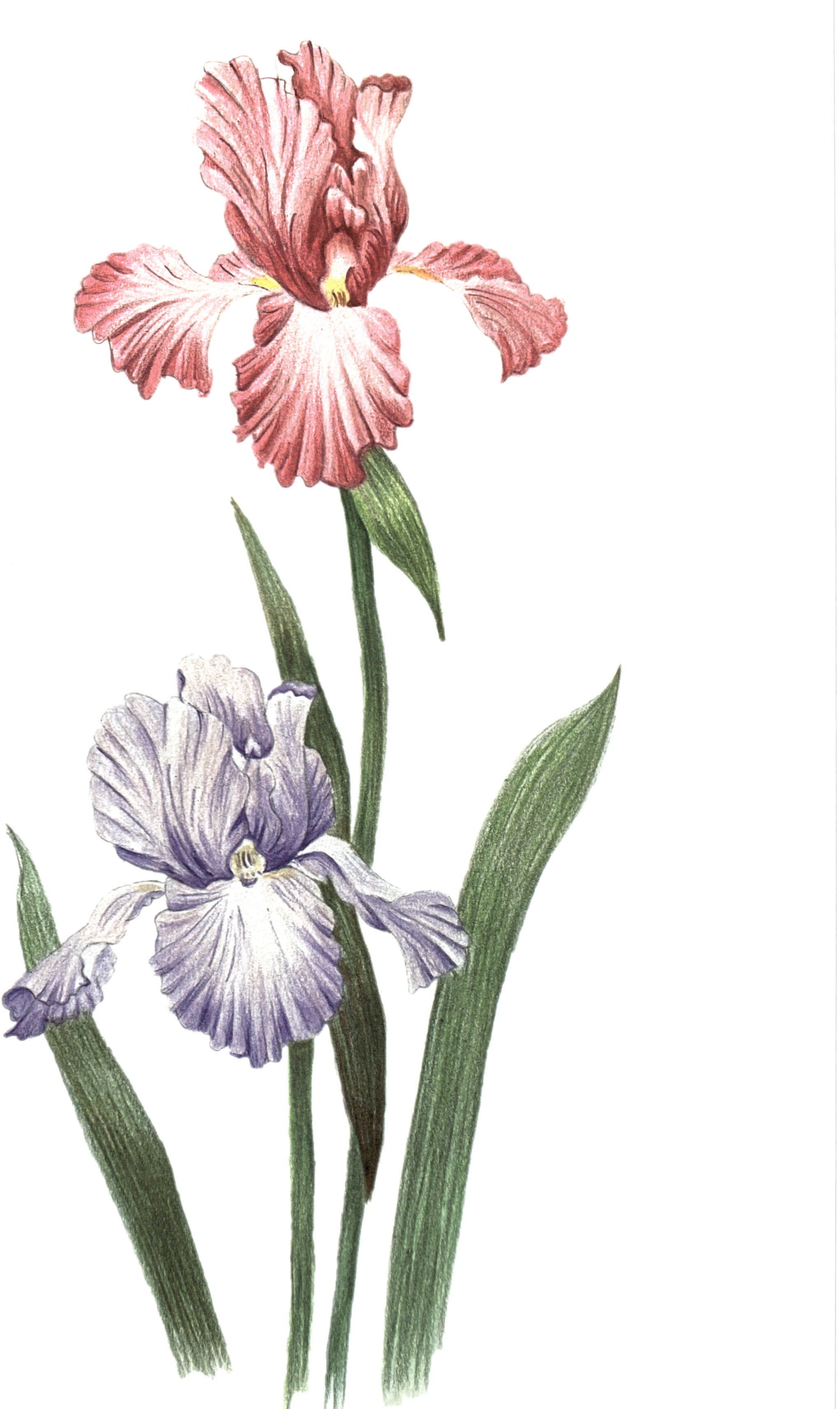

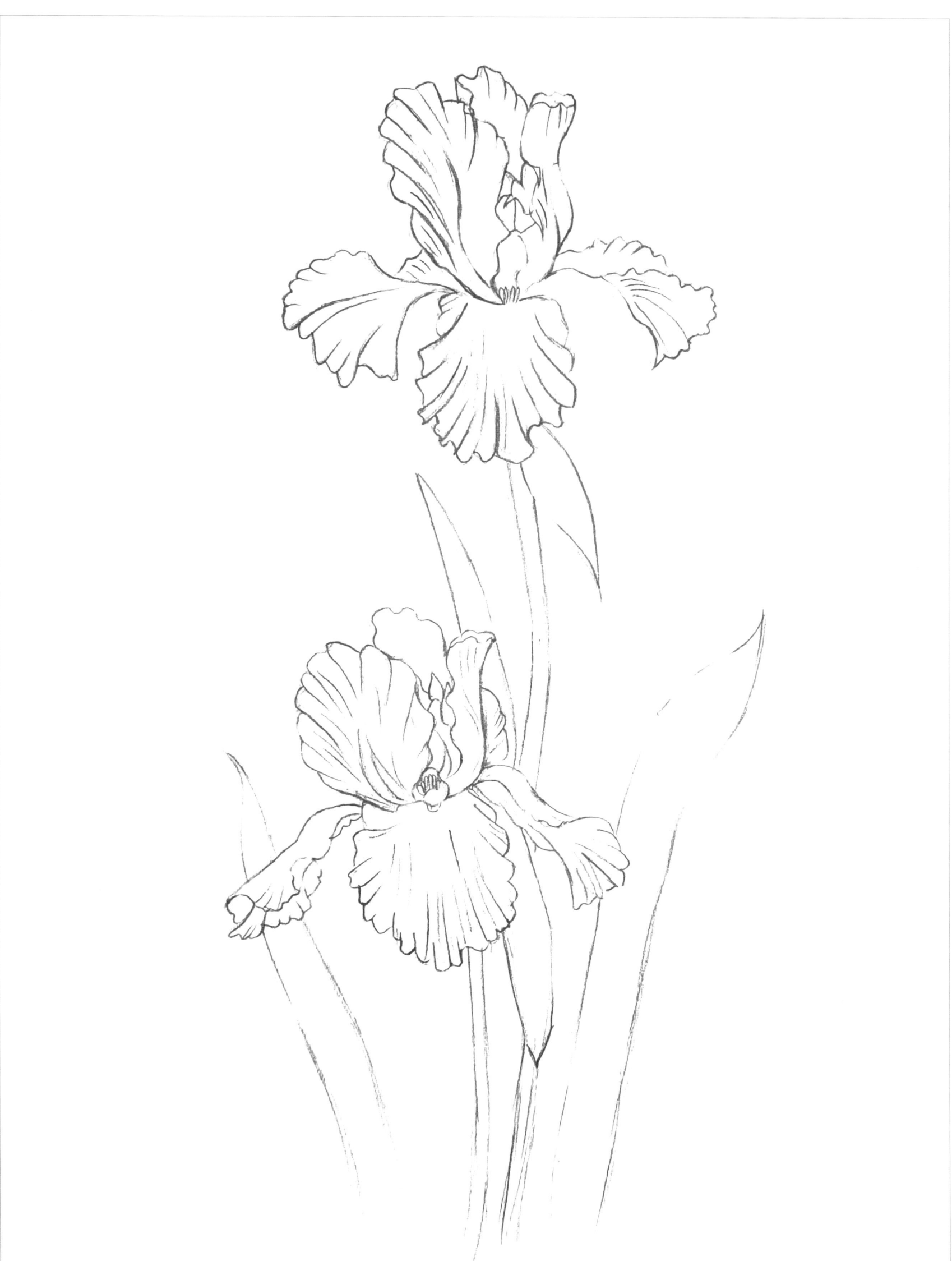

금잔화

꽃말: 겸손, 인내, 비탄, 비애, 실망, 이별의 슬픔

금송화라고도 한다. 남유럽 원산이며, 관상용으로 심는다. 높이 30~50cm이고 가지가 갈라지며 전체에 선모(腺毛) 같은 털이 있어 독특한 냄새를 풍긴다. 잎은 어긋나고 잔 톱니가 있으나 거의 없는 것 같으며, 밑부분은 원줄기를 감싼다. 잎자루는 좁은 날개가 있고 위로 갈수록 짧아져 없어진다.

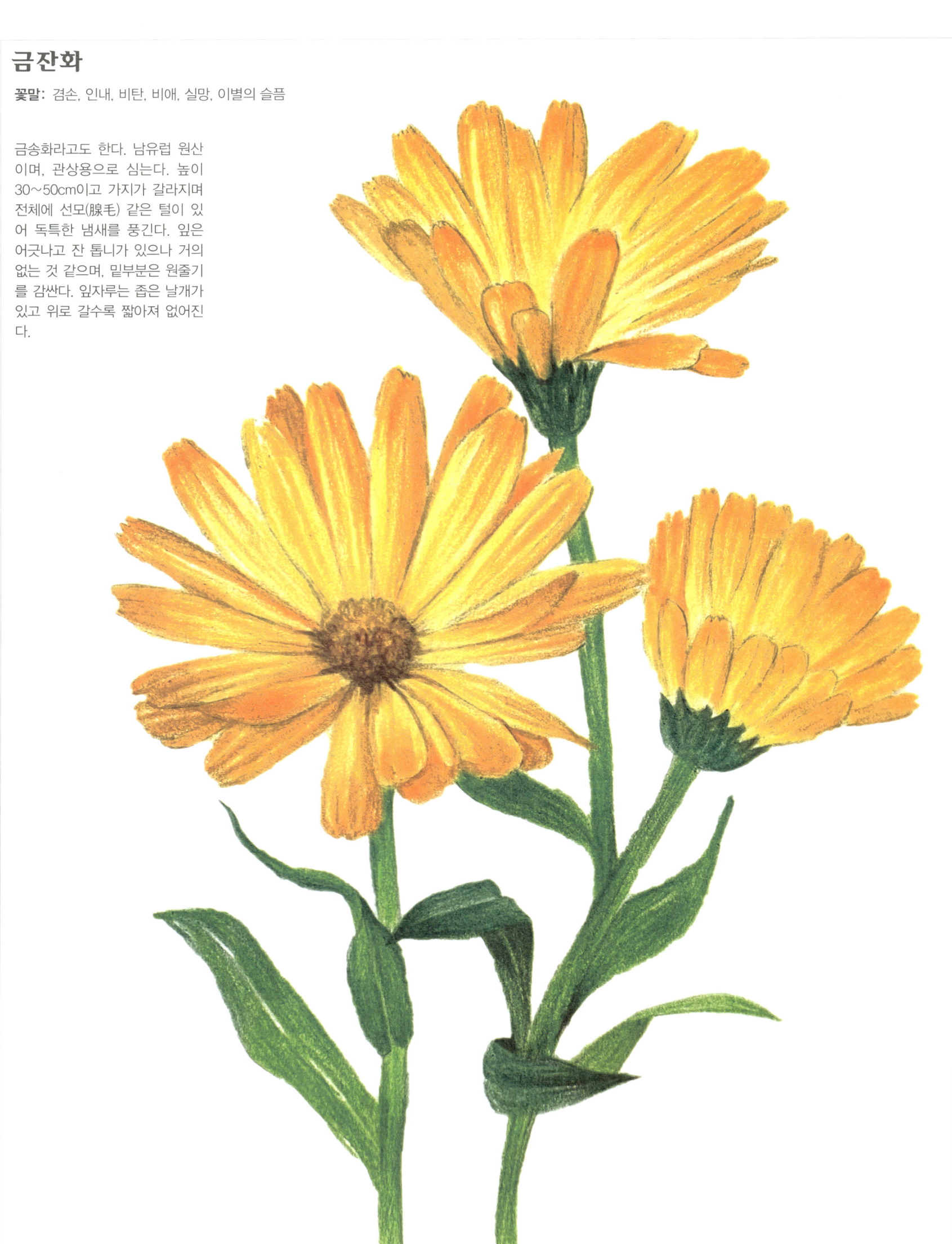

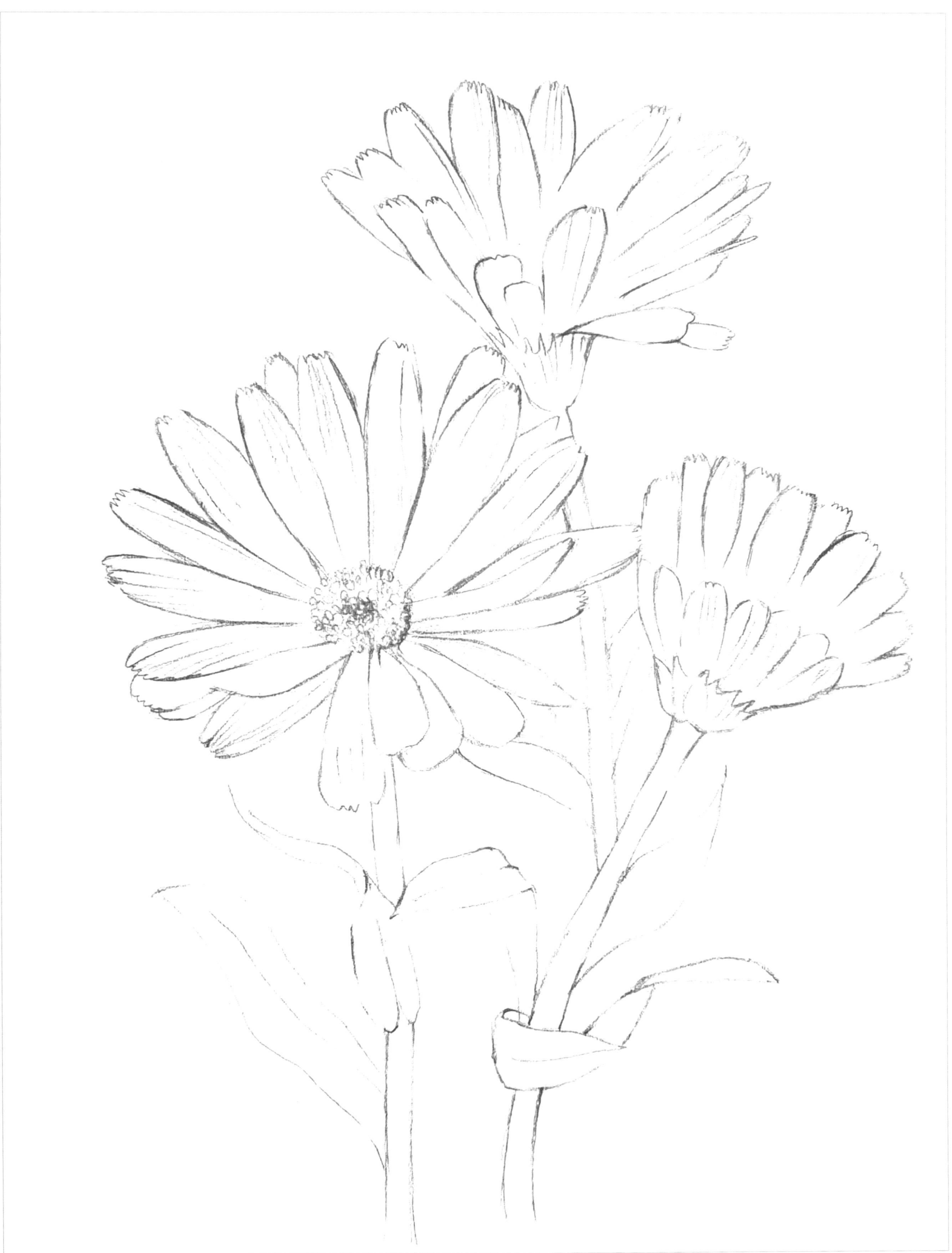

나리속꽃(백합)

꽃말: 하얀색; 순수한 사랑, 순결, 깨끗한 사랑,
분홍색; 핑크빛 사랑,
빨간색; 열정적이고 깨끗함,
주황색; 명랑한 사랑.

그야말로 수많은 원예용 화초가 있지만 한국에는 10여종 이상의 자생 나리가 있으며, 꽃잎 3장으로 이루어진 이 꽃의 심볼은 성 삼위일체의 상징으로 쓰였으며, 성모 마리아의 순결을 상징하기도 하여 가톨릭권에서 애용되었다. '샤론의 꽃'의 후보 중에도 있다.

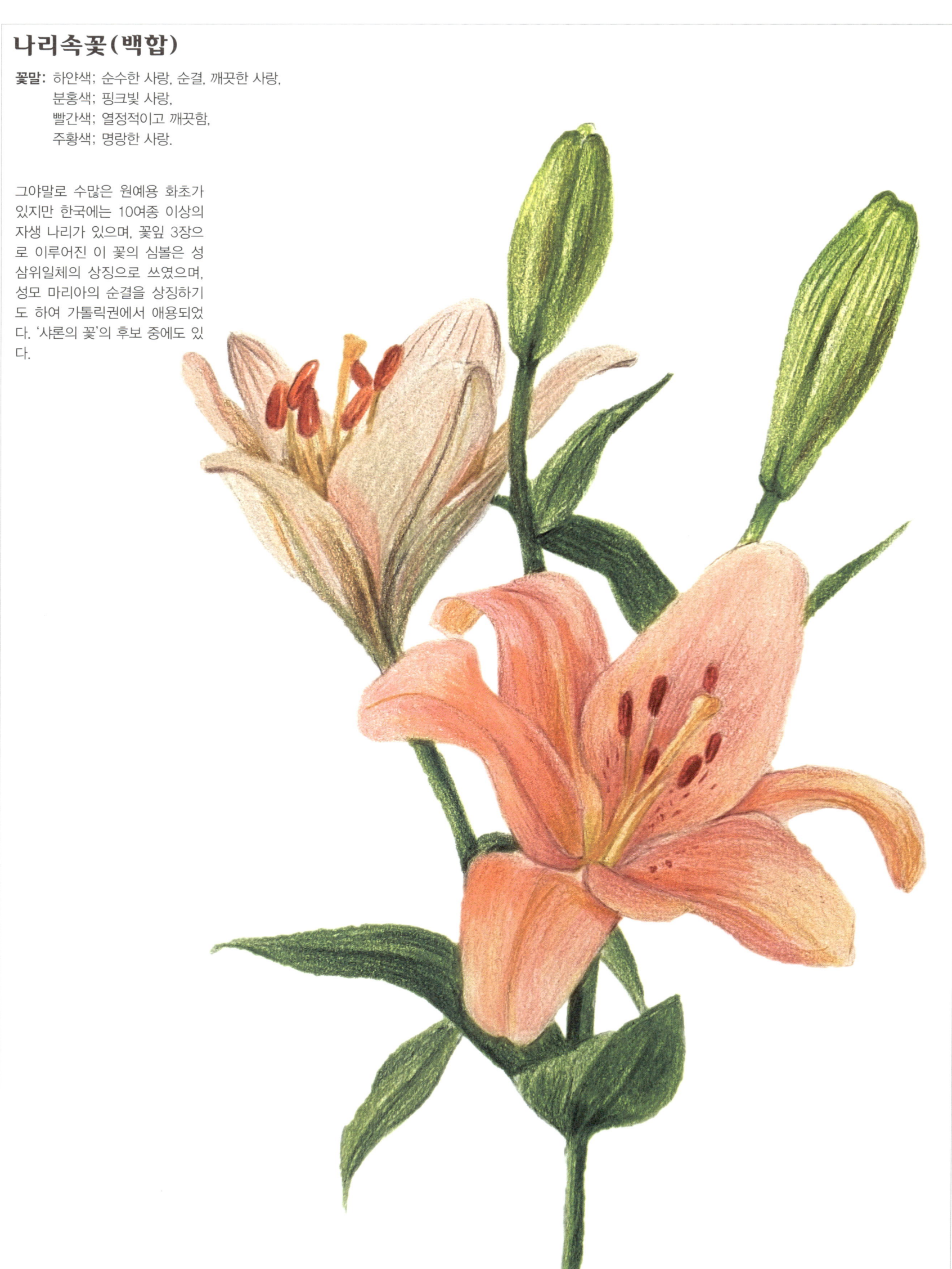

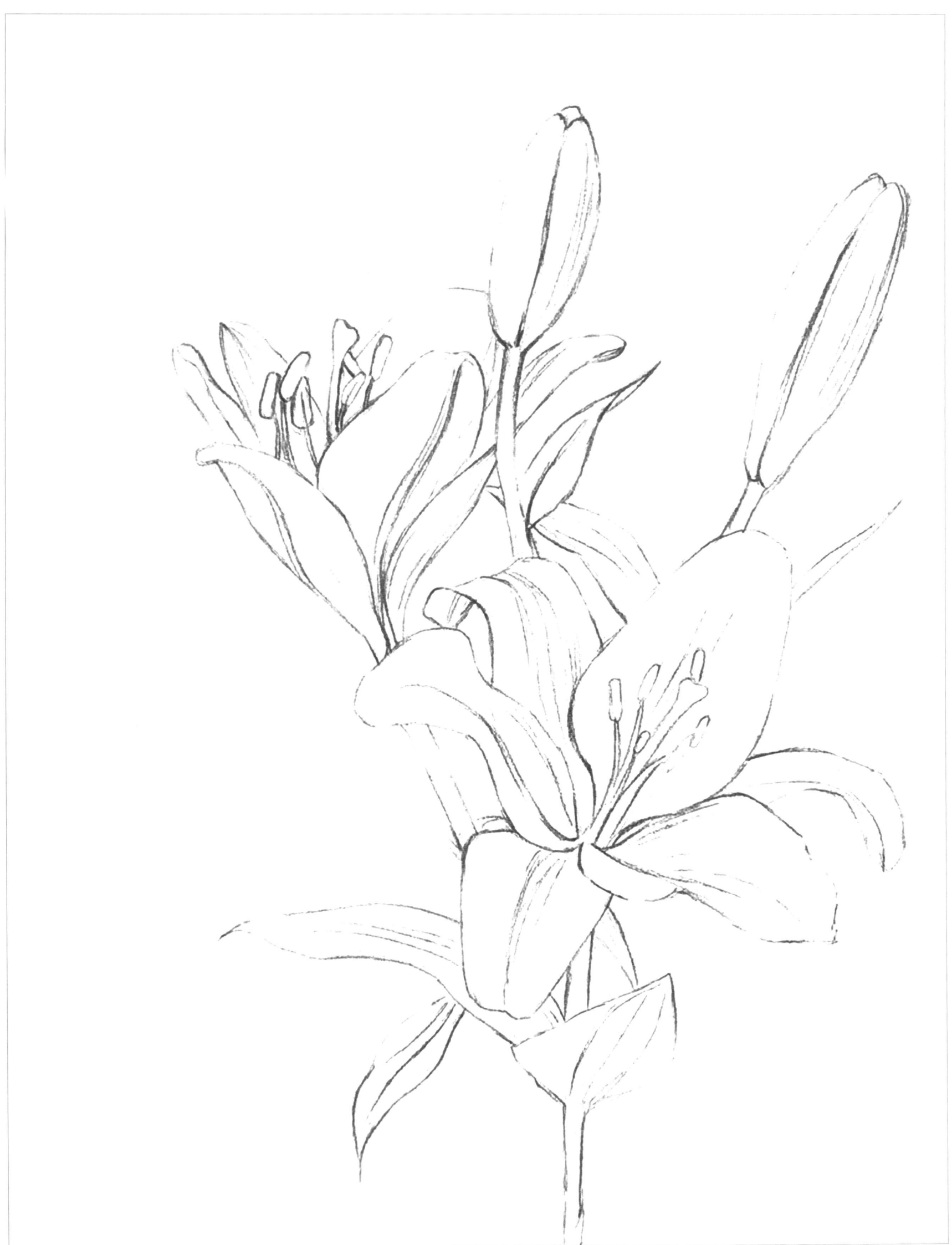

나팔꽃

꽃말: 기쁜 소식, 결속 · 허무한 사랑

꽃은 7~8월에 푸른 자주색, 붉은 자주색, 흰색, 붉은 색 등 여러 가지 빛깔로 피고 잎겨드랑이에서 나온 꽃대에 1~3송이씩 달린다.

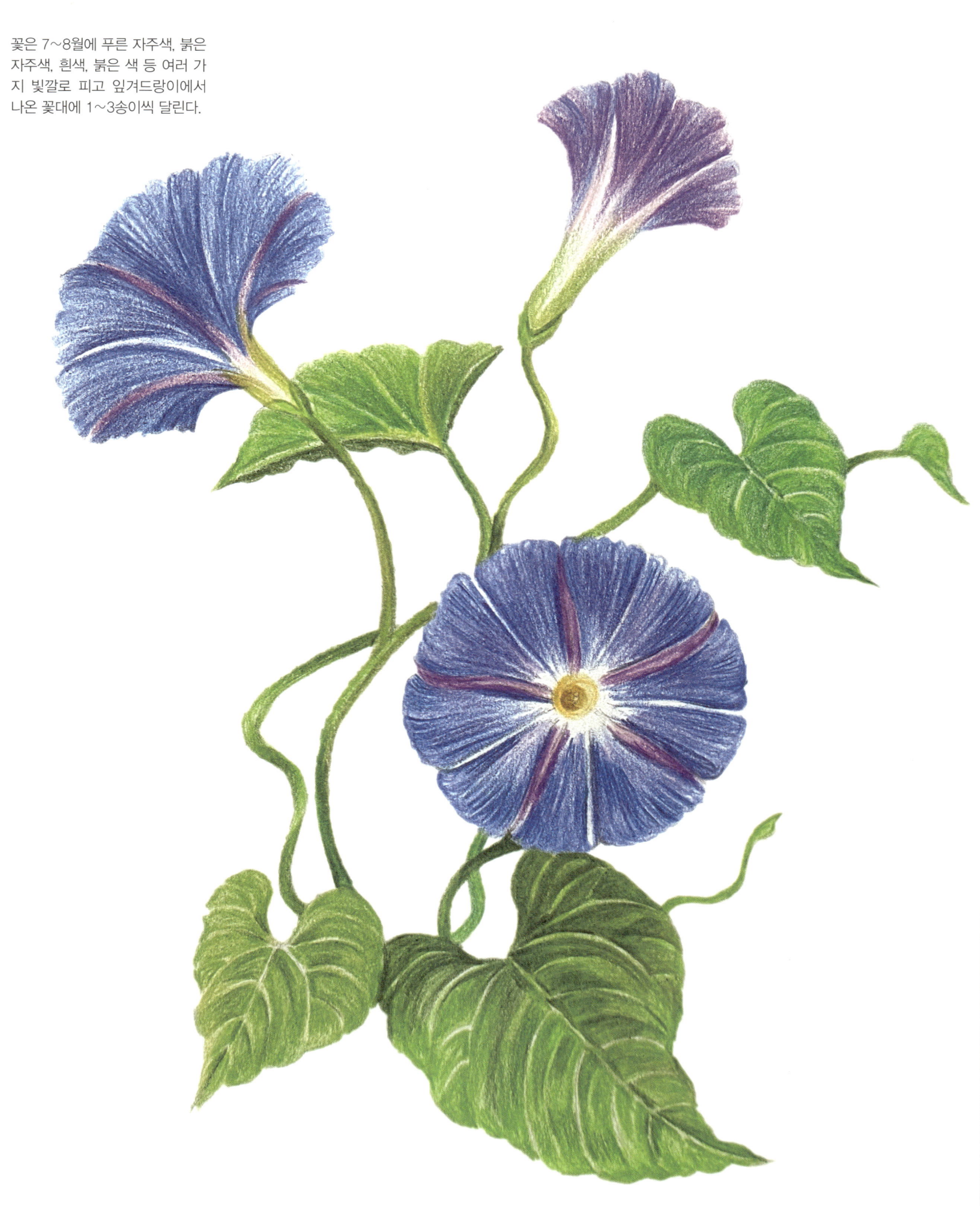

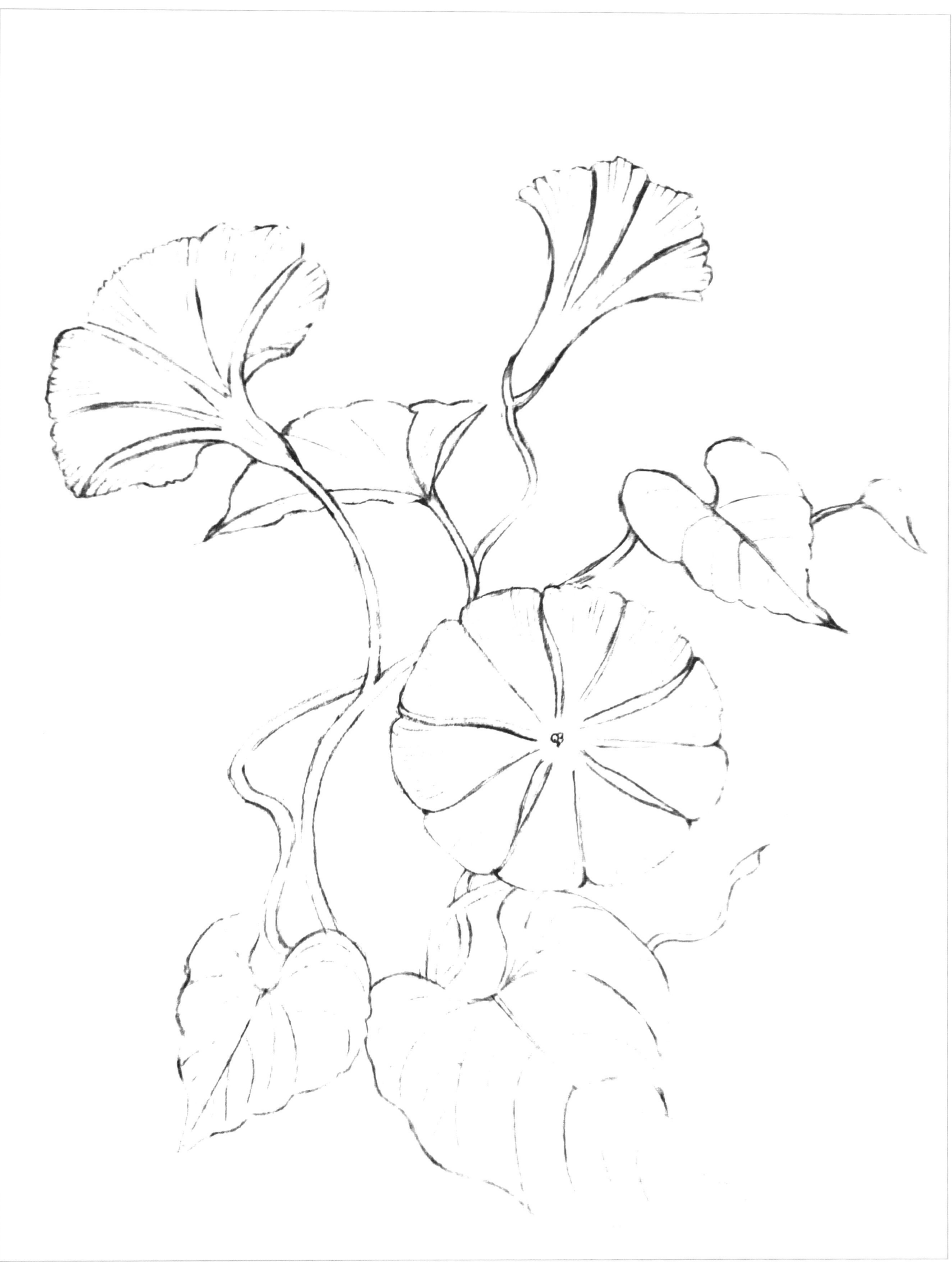

능소화

꽃말: 명예, 기쁨, 이름을 날림, 그리움, 기다림

금등화(金藤花)라고도 한다. 옛날에는 능소화를 양반집 마당에만 심을 수 있었다는 이야기가 있어, 양반꽃이라고 부르기도 한다.
임금님이 과거에 장원급제하면 모자에 꽂아주던 꽃이라 하여 어사화라고도 불린다.
꽃은 7~8월경에 피고 가지에 흡착근이 있어 벽에 붙어서 올라가고 길이가 10m에 달한다.

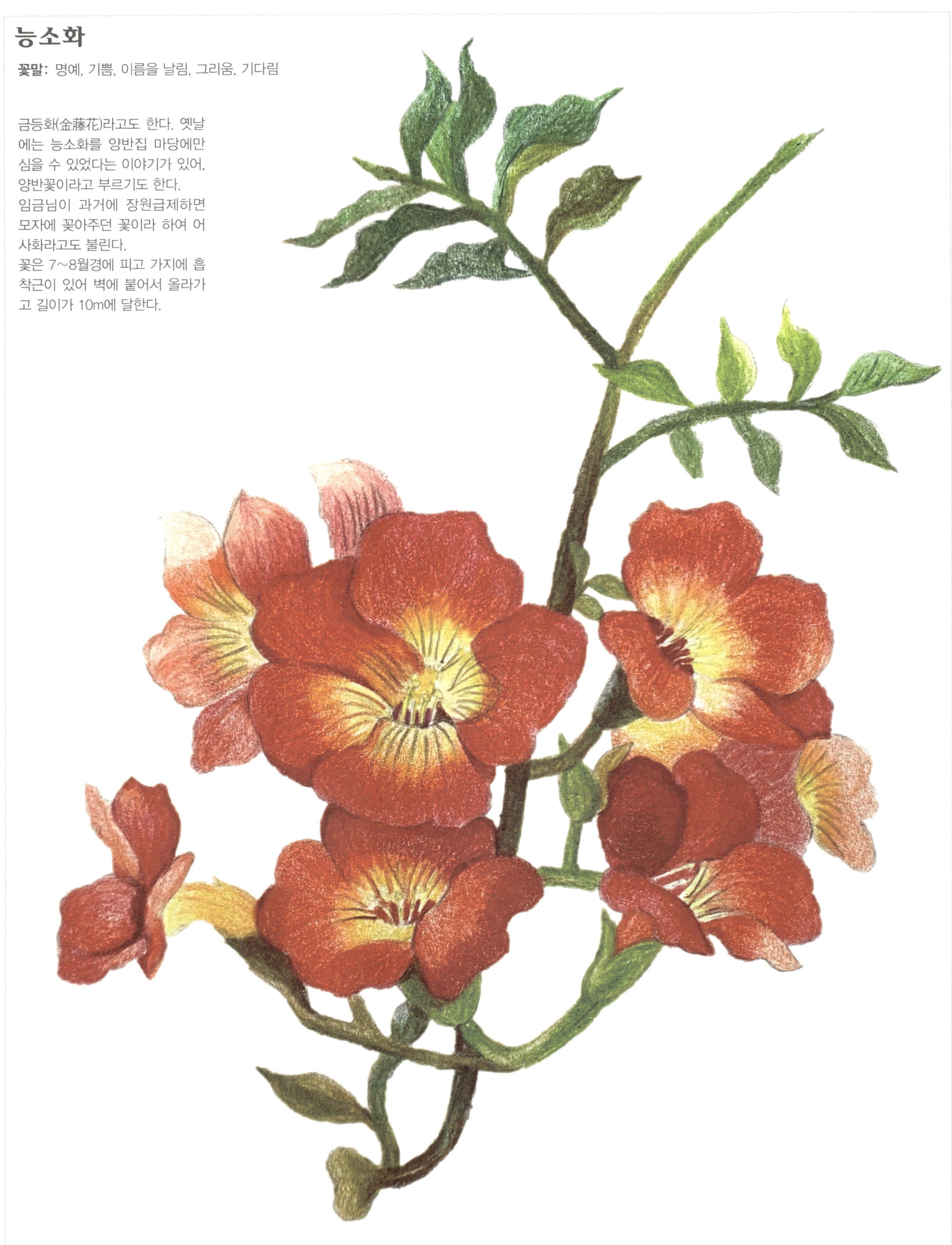

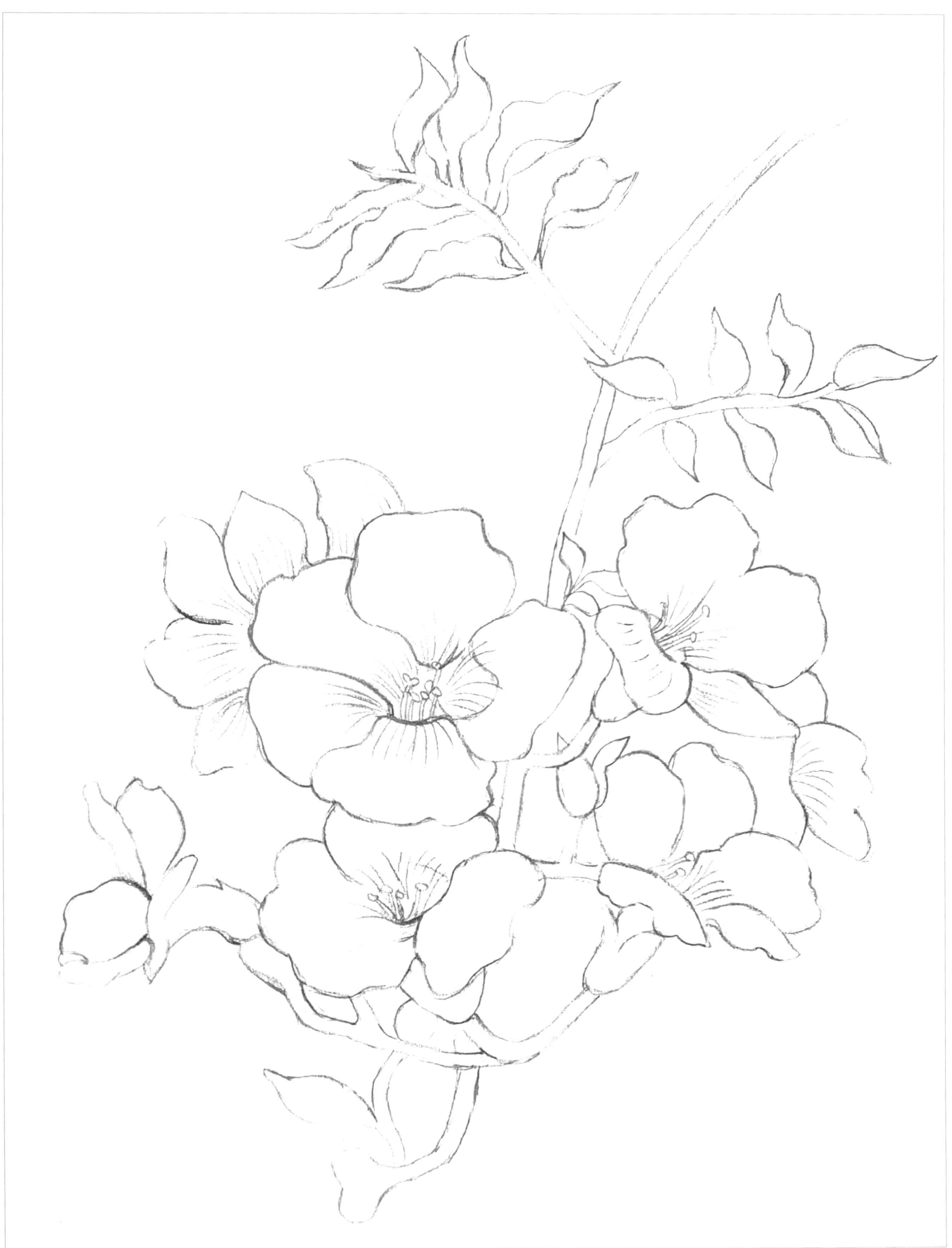

도라지꽃

꽃말: 영원한 사랑

7~8월에 종 모양으로 흰색이나 연보랏빛이 도는 파란색 꽃이 핀다.
도라지 뿌리를 캐서 껍질을 벗기거나 그대로 햇볕에 말린 것을 '길경'이라고 하며, 한방에서는 인후통, 치통, 설사, 편도선염, 거담, 진해, 기관지염 등에 사용한다.

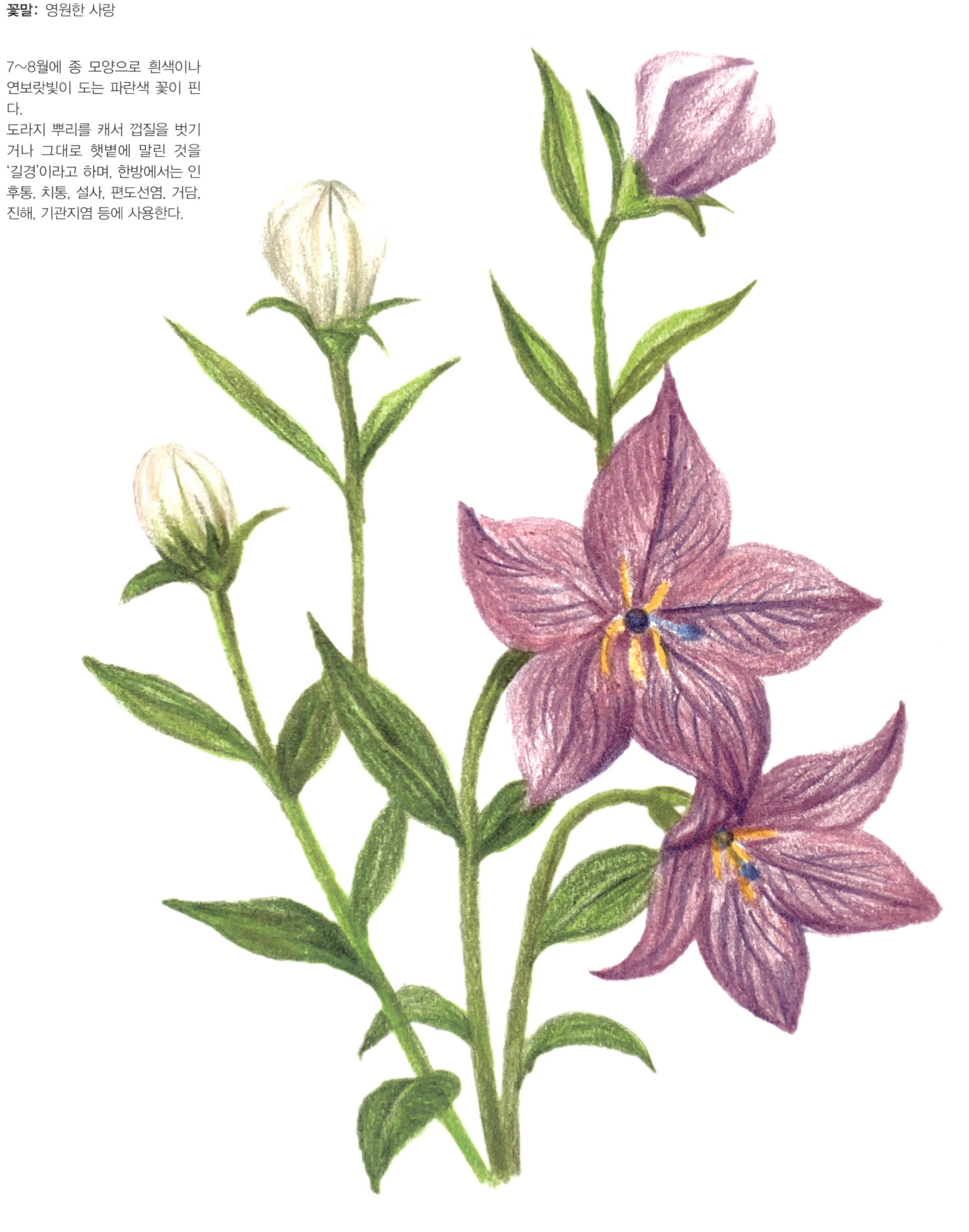

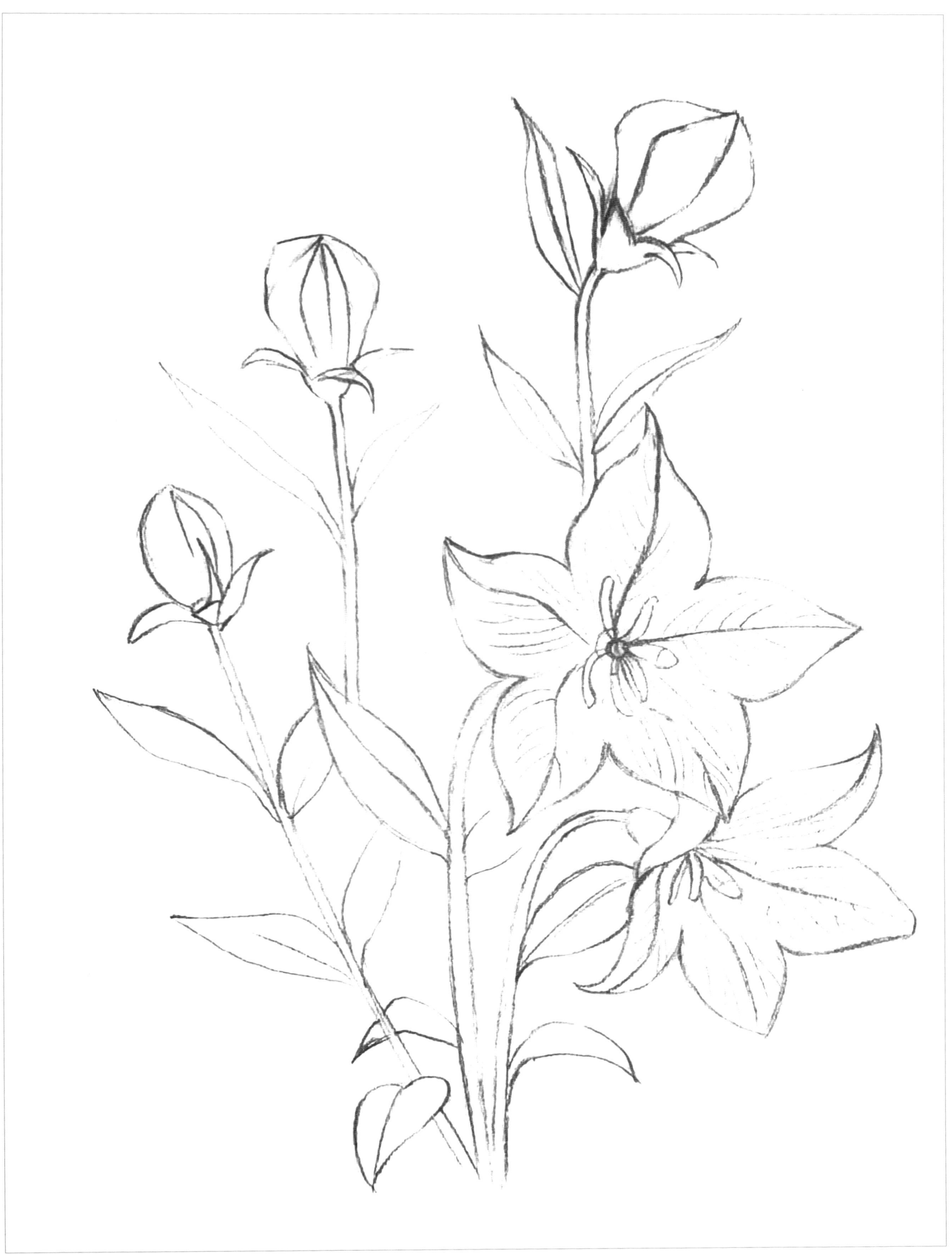

무궁화

꽃말: 끈기, 일편단심, 섬세한 아름다움

꽃피는 기간이 7~10월로 길어서 정원·학교·도로변·공원 등의 조경용과 분재용 및 생울타리로 널리 이용된다.
무궁화를 나라꽃으로 선정한 것은 1896년 독립문 주춧돌을 놓는 의식 때 애국가 후렴에 '무궁화 삼천리 화려강산'이라는 구절을 넣으면서 민족을 상징하는 꽃이 되었다고 한다.

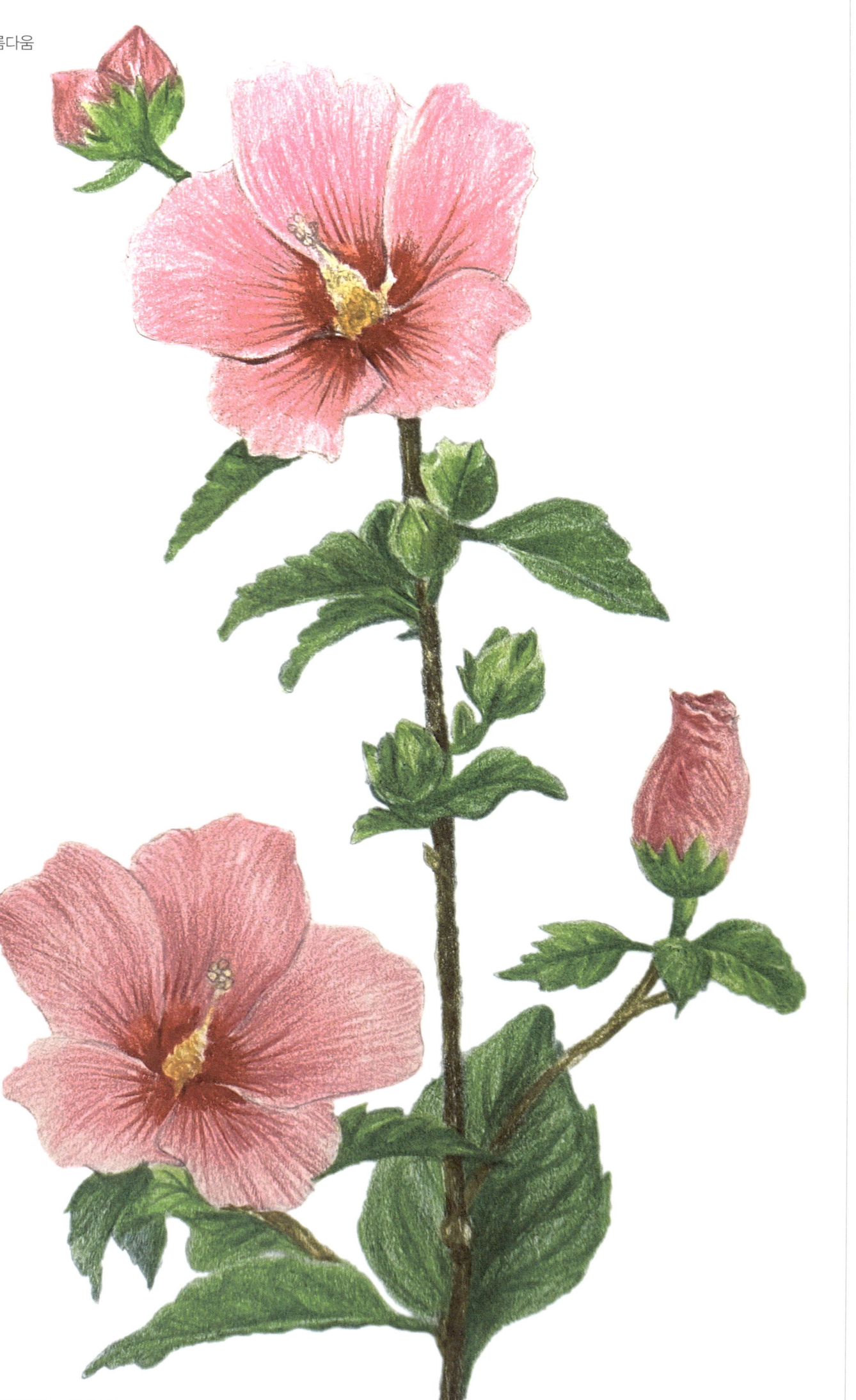

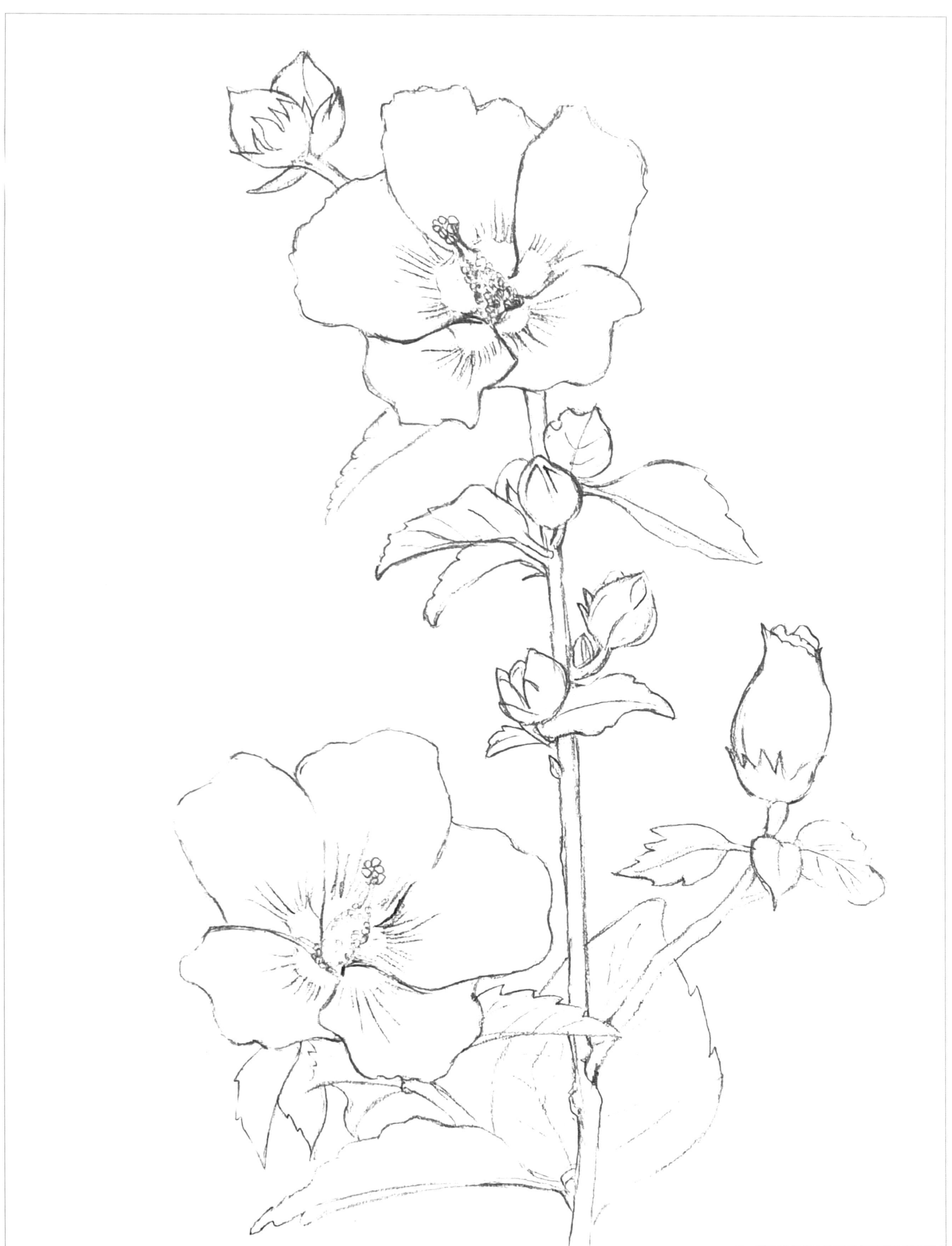

양귀비

꽃말: 붉은색; 위로, 위안, 몽상
자주색; 허영, 사치, 환상
흰색; 잠, 망각
주홍색; 약한 사랑, 덧없는 사랑

북한 문화어로는 아편꽃, 한자로는 앵속(罌粟)이라고 한다. 꽃은 5~6월에 원줄기 끝에 1개씩 달린다.
표준어 명칭이 독특한데, 한자어인 앵속(罌粟)이 아니라 당현종의 후궁이었던 양귀비의 미모에 빗대어 양귀비라고 불린다. 실존인물 양귀비 때문에 한 나라가 파탄난 것처럼 한 사람의 인생, 혹은 나라를 파탄내는 마약의 원료라는 점에서 정말 적절한 작명이 아닐 수 없다.

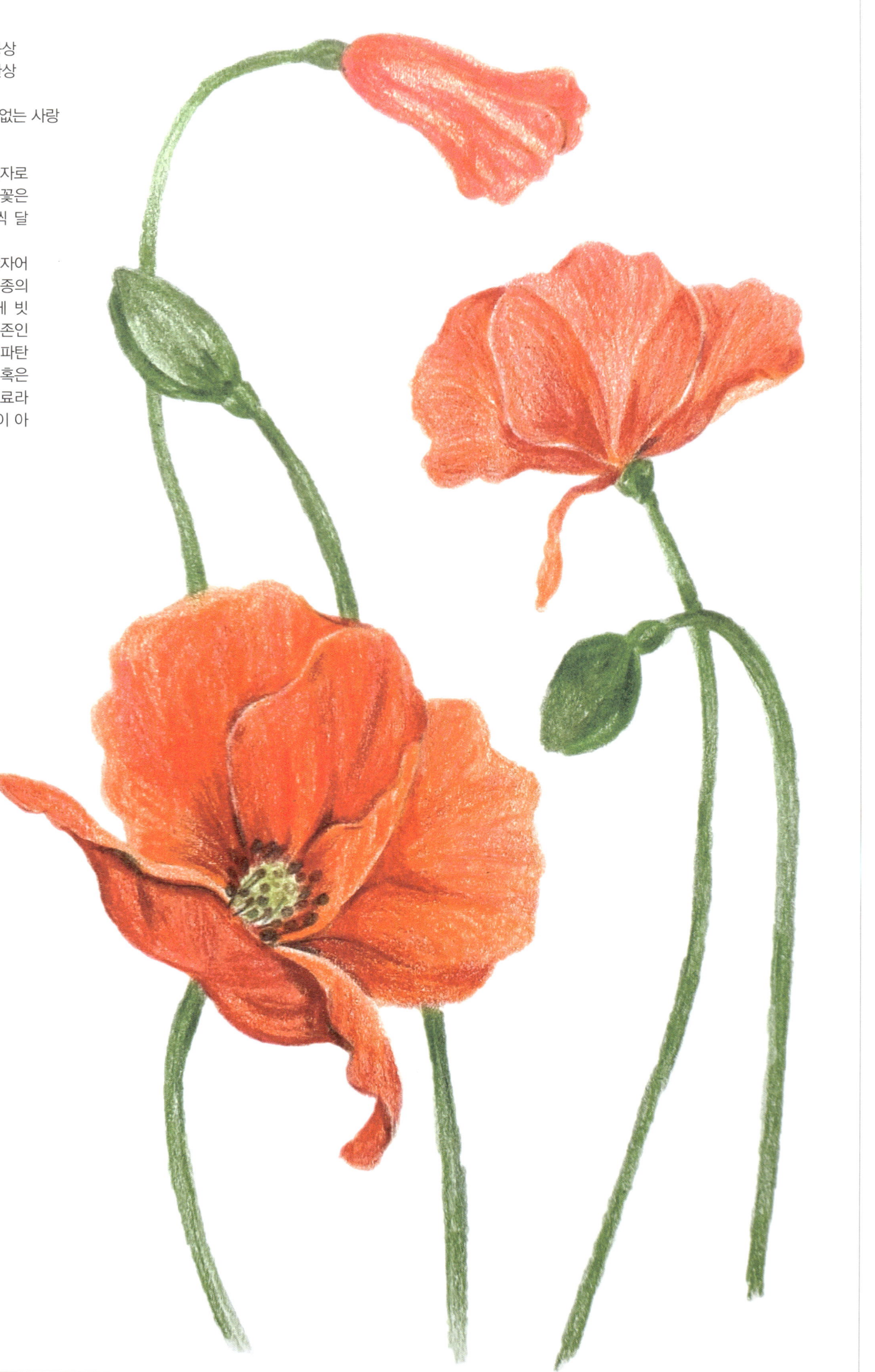

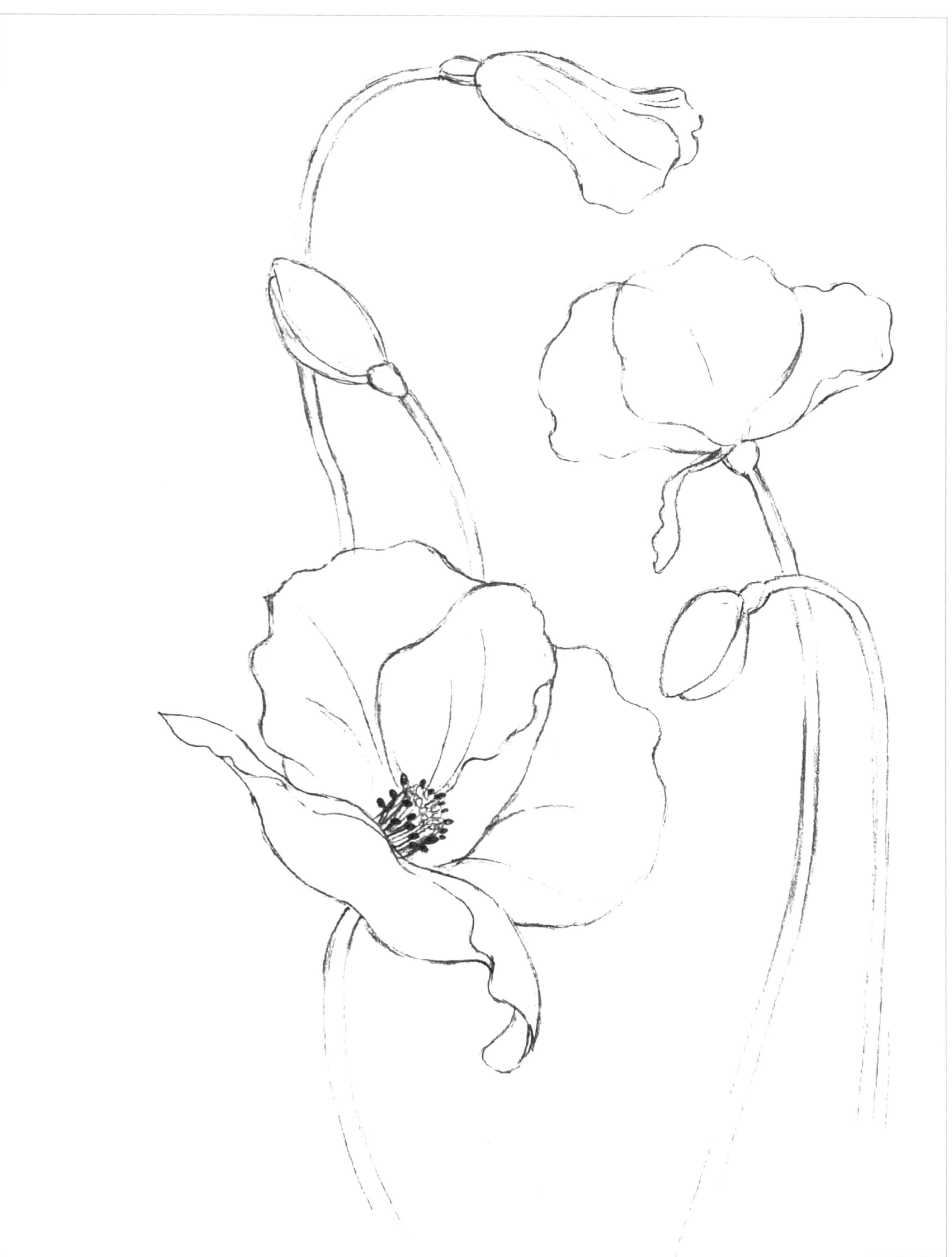

히비스커스

꽃말: 일반적; 섬세한 아름다움, 새로운 사랑
　　　흰색; 아리따운 모습
　　　분홍; 화려한
　　　노랑; 빛
　　　빨강; 용감한

히비스커스는 피면 그날에 시들어 버리는 성질을 가진 '하루 꽃'이라 불리는 식물이다.
히비스커스의 원예종은 세계에서 5,000종이 넘는다고 알려져 있다. 대부분은 하와이(그 외 플로리다, 오스트레일리아 등)에서 만들어지며 최초의 교배 기록은 1872년이라고 한다. 원예종은 하와이안 타입, 코랄 타입, 올드 타입의 3개 타입으로 나누어진다.

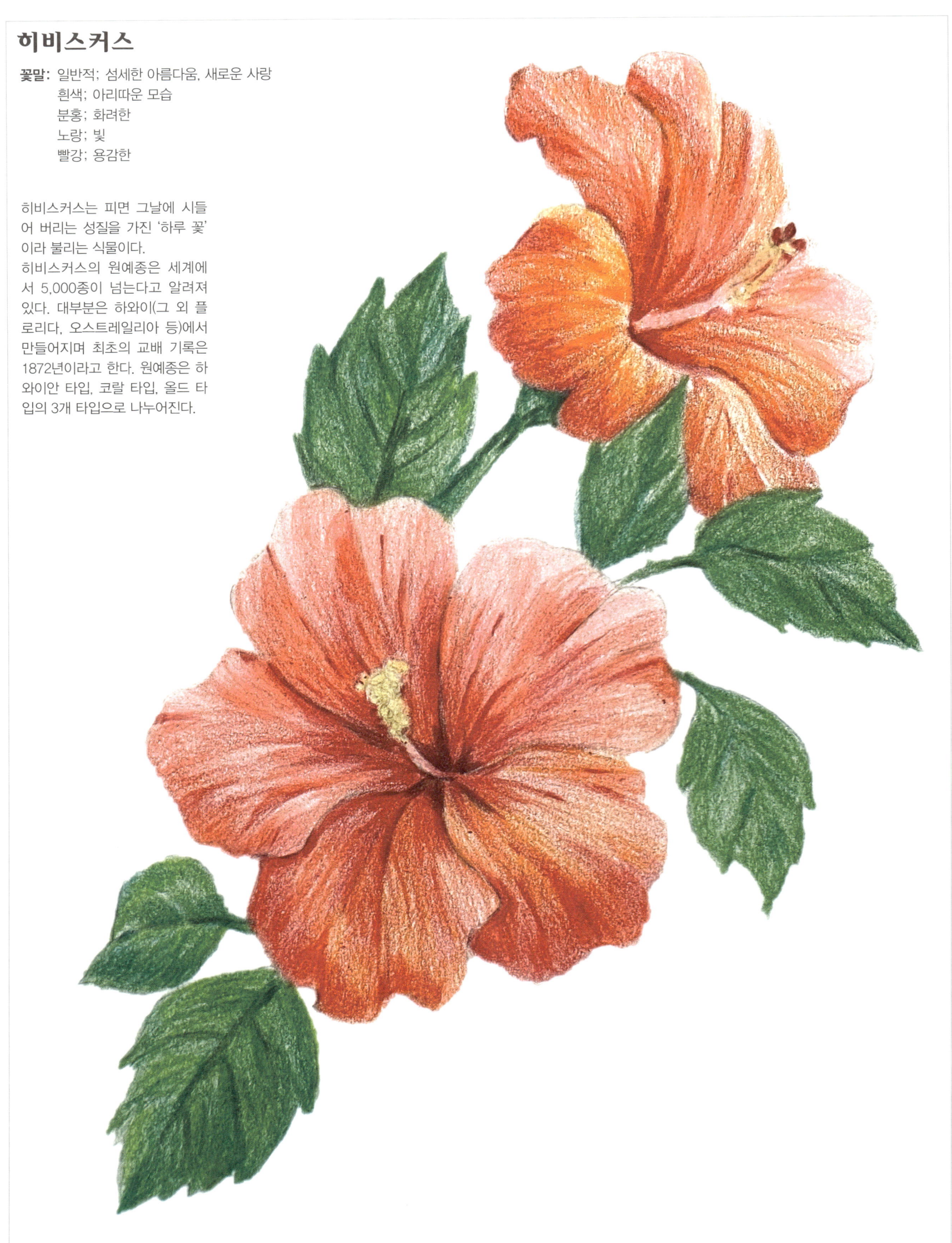

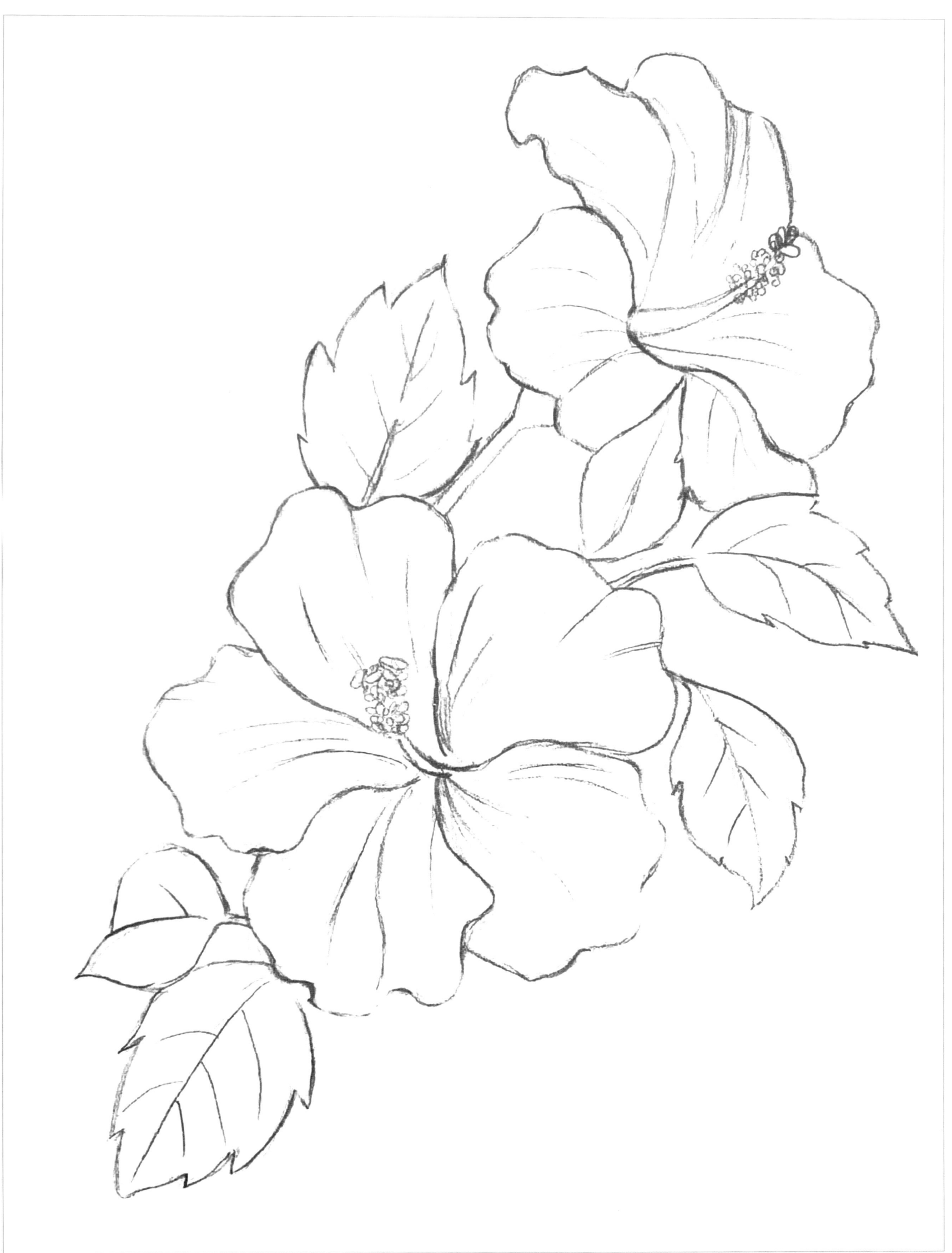

연꽃

꽃말: 소원해진 사랑(서로 멀어진 사랑), 신성, 청결, 아름다움

꽃은 7~8월경에 물 속에서 나온 긴 꽃자루 끝에 핀다. 늪·연못· 논 등에 많으며 연꽃부터 열매, 잎, 뿌리에 이르기까지 식용 및 약재로 이용된다.

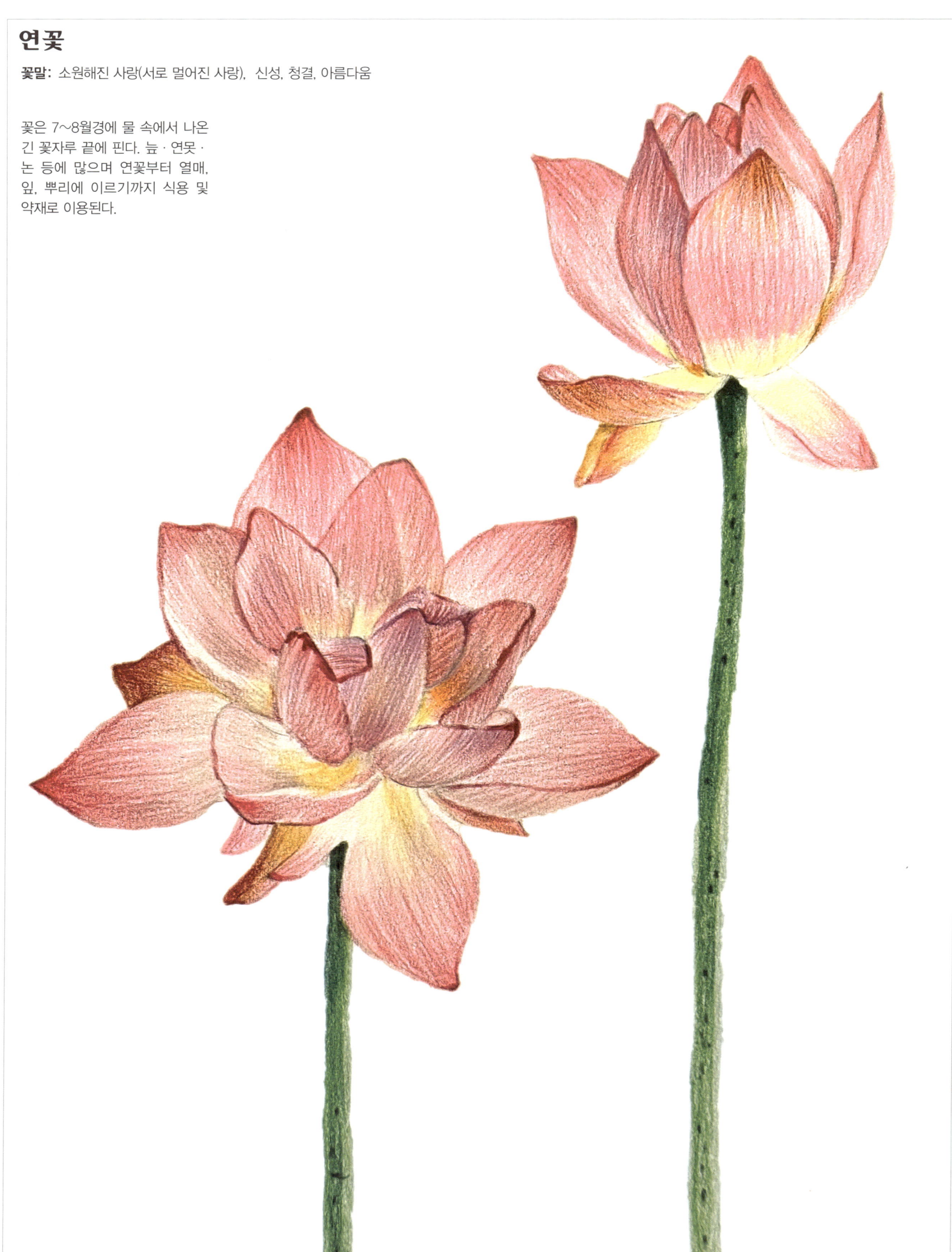

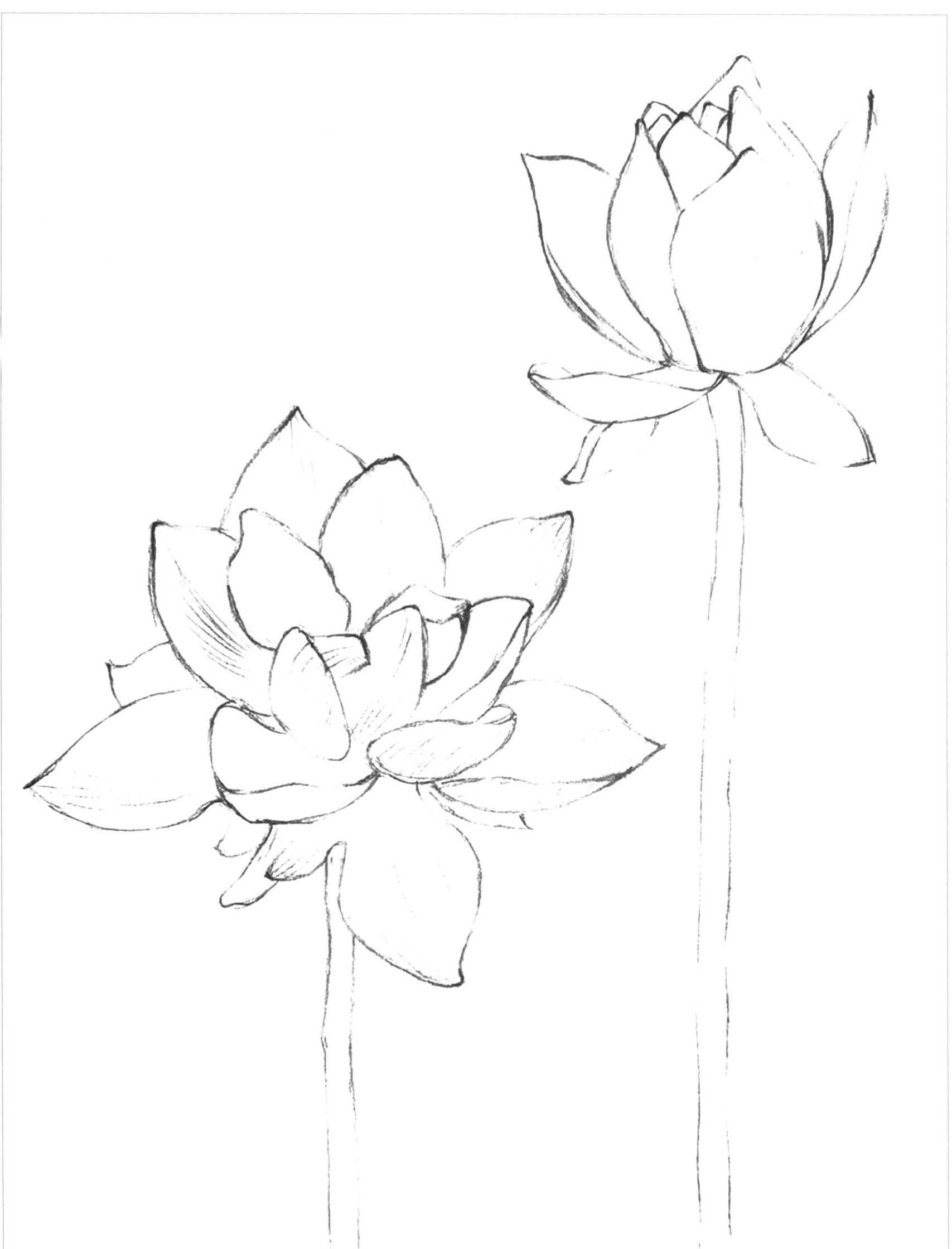

금영화

꽃말: 감미로움, 나의 희망을 받아주세요

캘리포니아양귀비라고도 한다. 북아메리카 원산이며 관상용으로 심는다. 높이 30~50cm이며 전체가 회청색을 띤다. 잎은 어긋나고 잎자루가 길며 깃꼴로 갈라진다. 작은잎은 다시 갈라져 맨 나중의 조각잎은 선형(線形)이 된다. 꽃은 8월경에 황색으로 피고 줄기 끝에 1개씩 달린다. 양지 바르고 물빠짐이 좋은 곳이라면 어떤 곳에서나 잘 자란다.

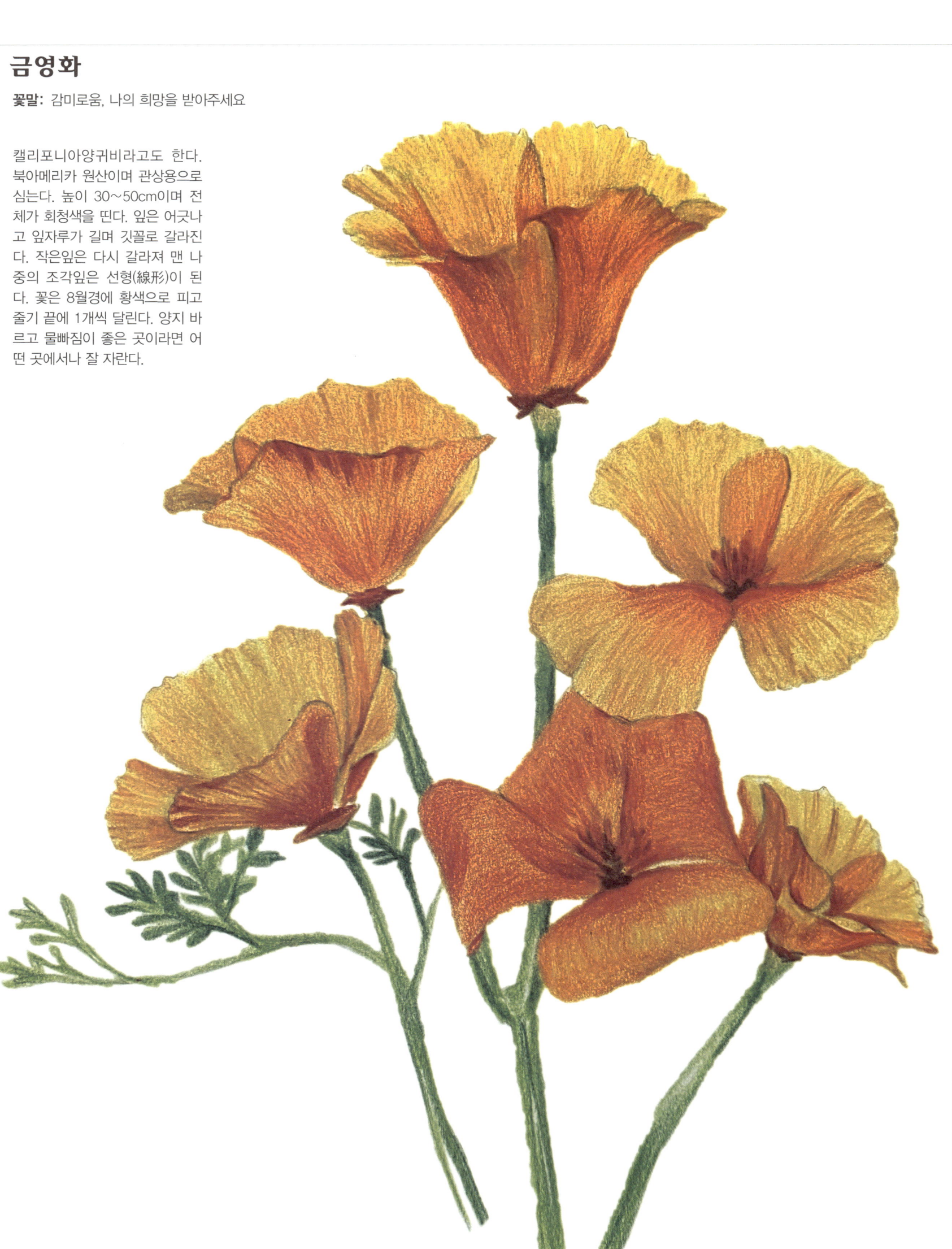

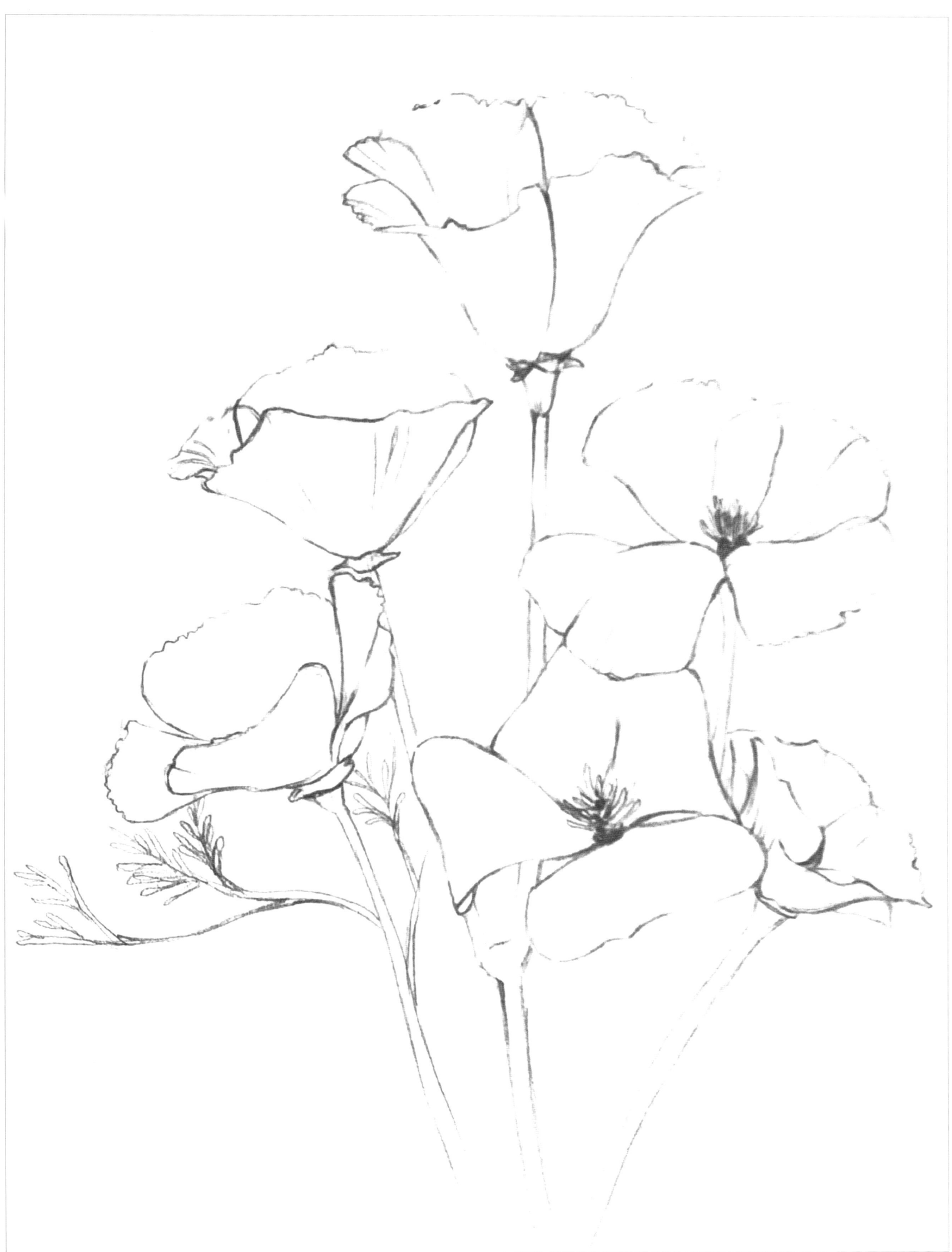

국화

꽃말: 일반적; 불로장생, 부와 풍요, 건강, 좋은 친구
흰색; 성실, 진실, 감사, 순백
노랑; 실망, 짝사랑
보라; 내 모든 것을 그대에게
빨강; 당신을 사랑합니다.

다른 꽃들과는 달리 기온이 낮은 가을 때 피는 특성 때문에 우리나라와 중국의 선인들은 은둔하면서 절개를 지키는 군자의 상징으로 여겨, 사군자의 하나로 귀하게 여겼다.
세계적으로는 흰 장미를 장례에 가장 으뜸 꽃으로 여기지만, 국내를 포함한 동양에서는 흰 장미를 구하기 힘들어서 흰 국화로 헌화를 하는 독특한 문화가 있다.

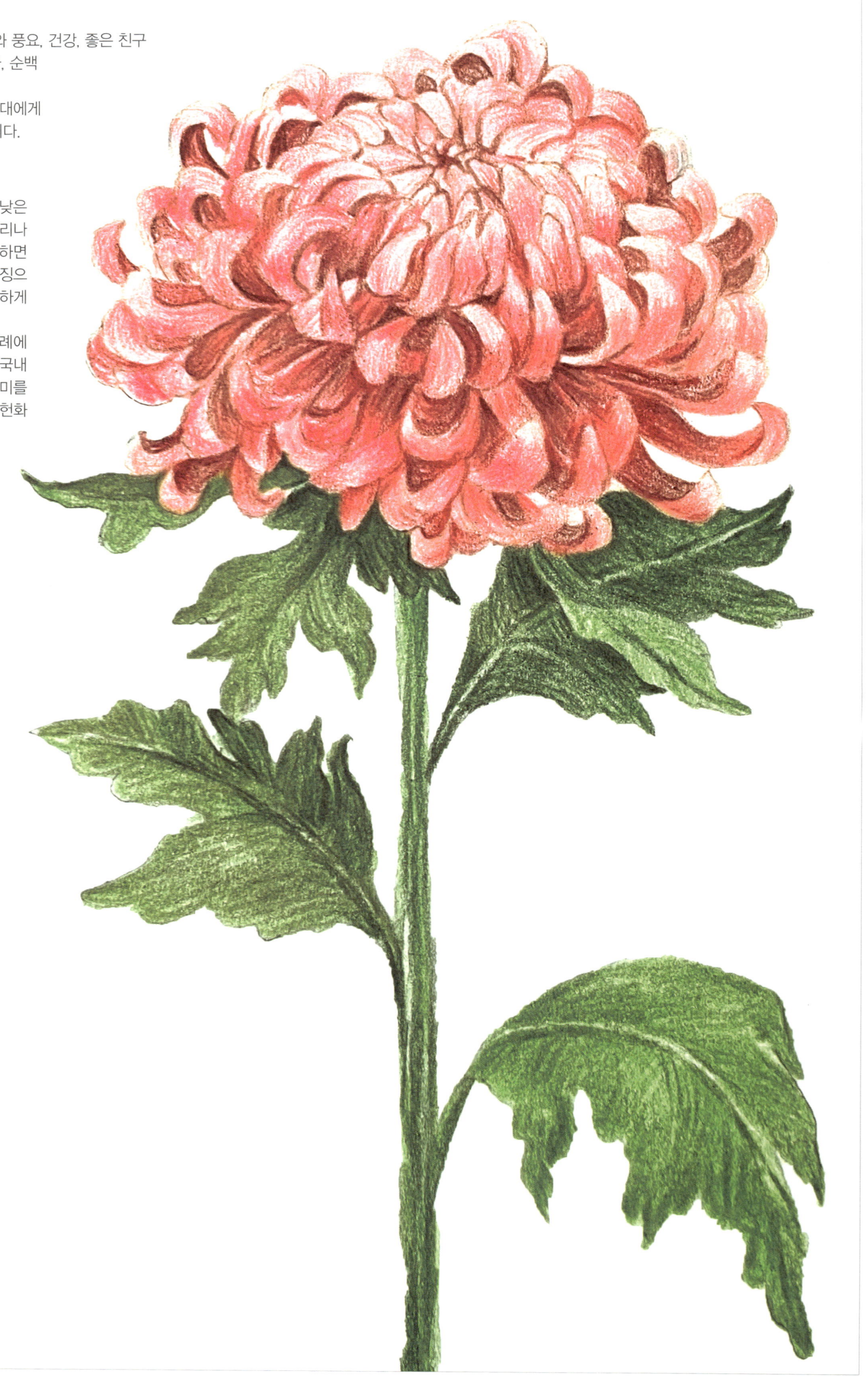

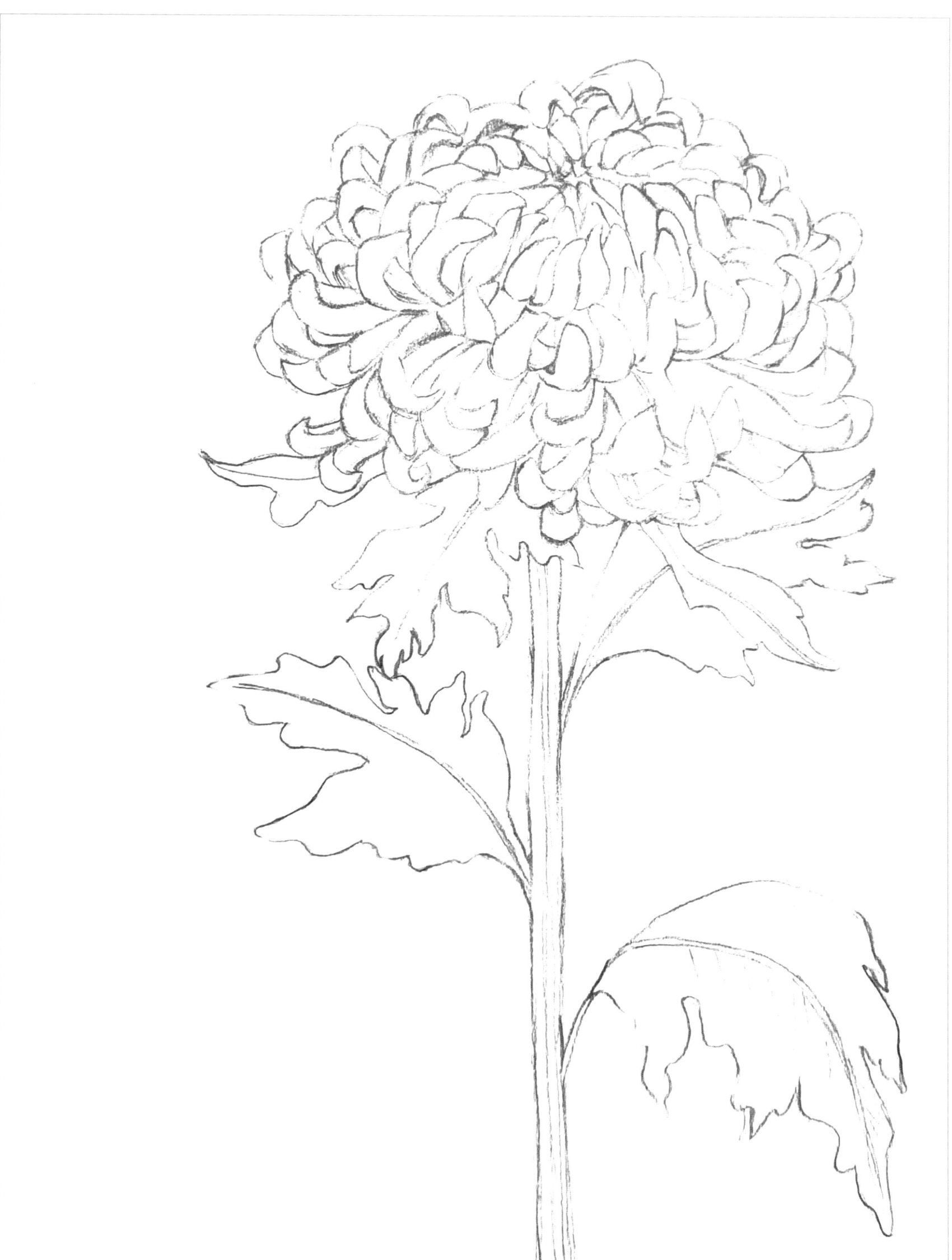

우선국

꽃말: 믿는사람

아스타꽃으로 많이 불리우는 우선국은 8~10월에 피며, 국화과의 여러해살이 풀이며, 줄기와 가지 끝에 보라색으로 핀다.

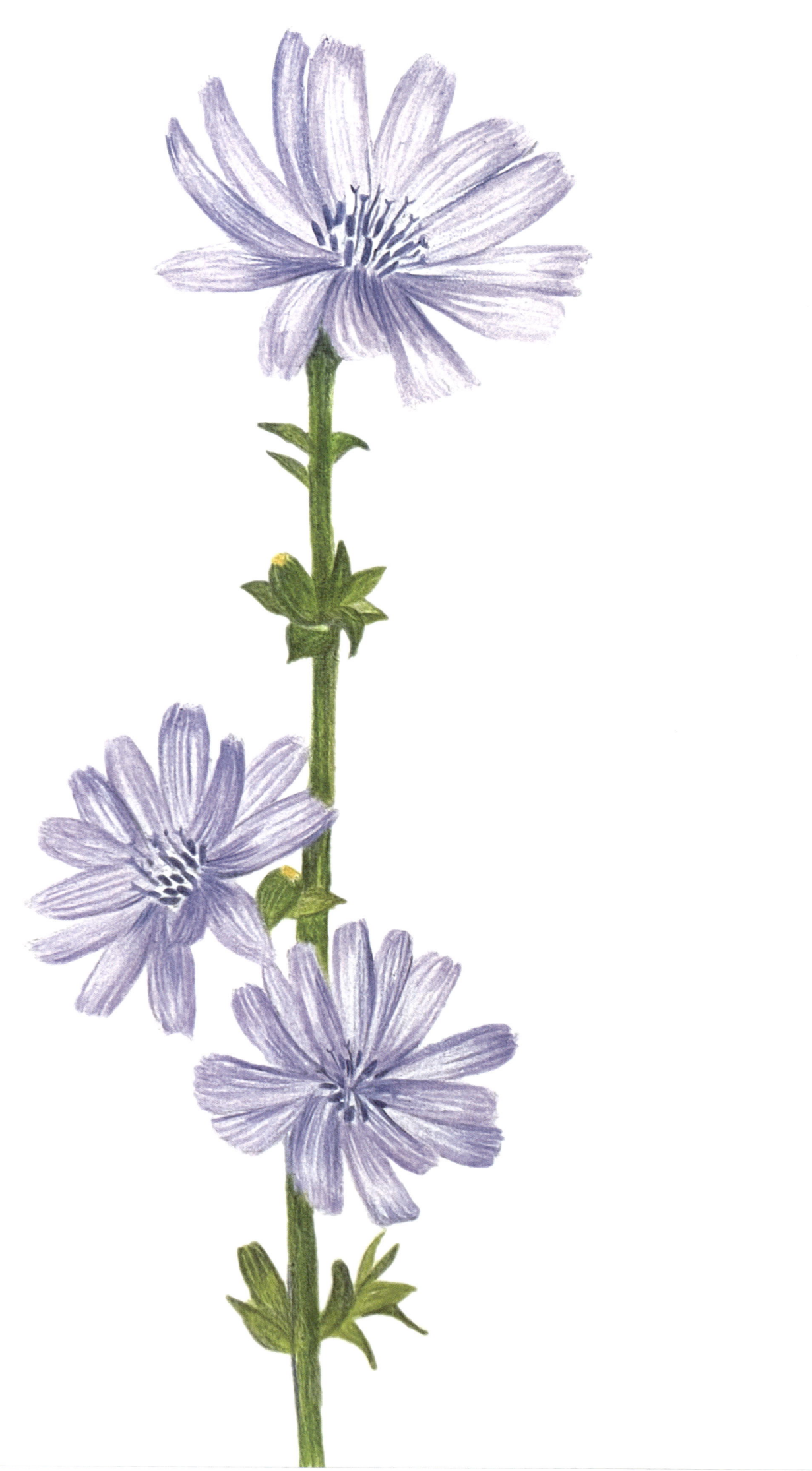

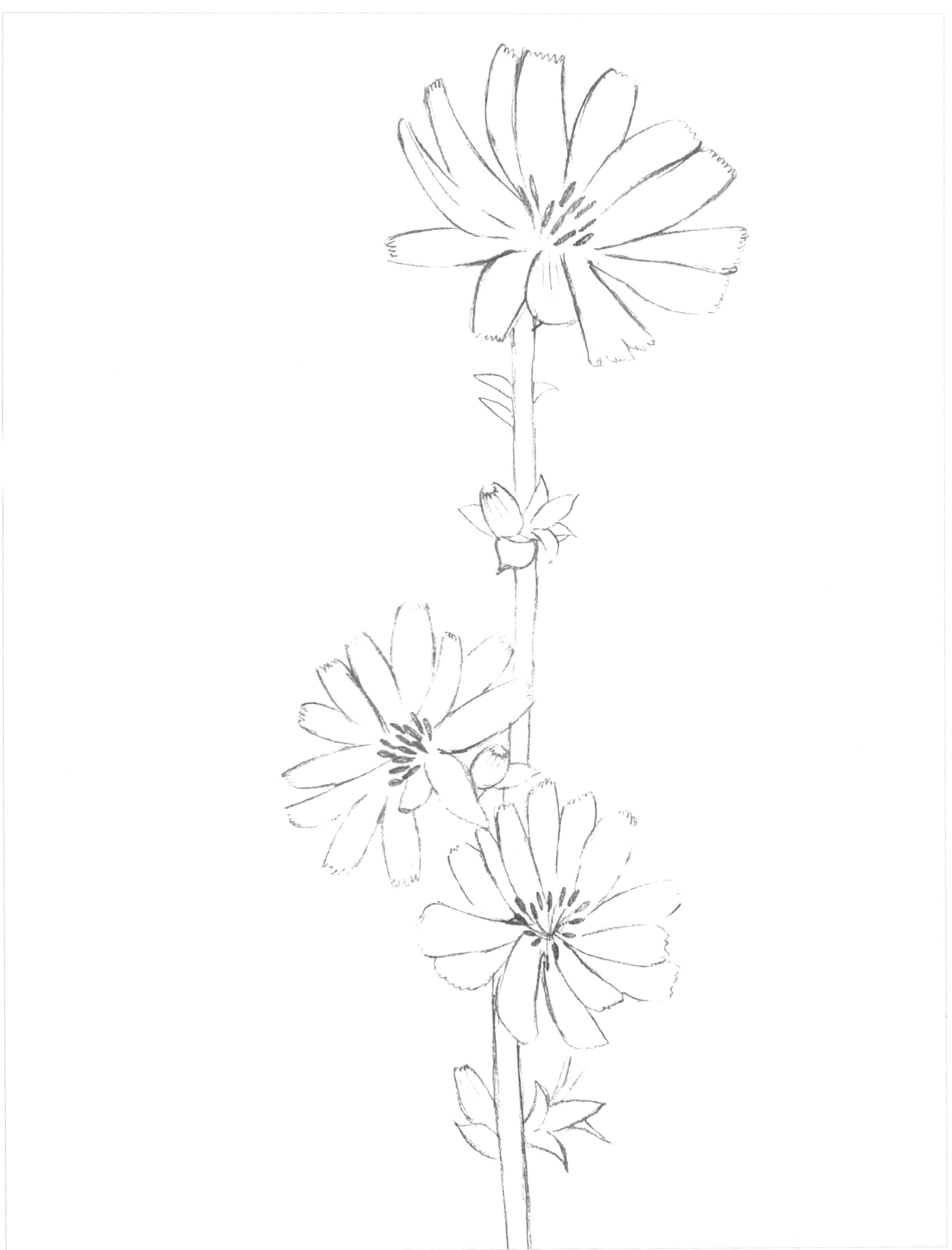

코스모스

꽃말: 일반적 꽃말; 조화와 질서, 소녀의 순정과 순결
분홍색; 사랑, 키스 및 포옹, 어머니의 사랑
흰색; 우정, 평화
빨간색; 강렬한 사랑과 매력
노란색; 흥미로운 시작, 성공
보라색; 화려함, 독창성 및 아름다움

멕시코가 원산지로 꽃은 6월부터 10월까지 피며, 원래 그리스어로 '질서'를 의미하며 '혼돈'을 의미하는 카오스의 반대어이다. 하지만 고대 그리스인들은 주위 만물이 조화롭게, 질서 있게 어울리는 상태를 관념적인 우주로 생각했기에, 곧 우주를 지칭하는 단어가 되기도 했다. 바로 위의 식물 코스모스도 이 단어에서 따온 이름이다.

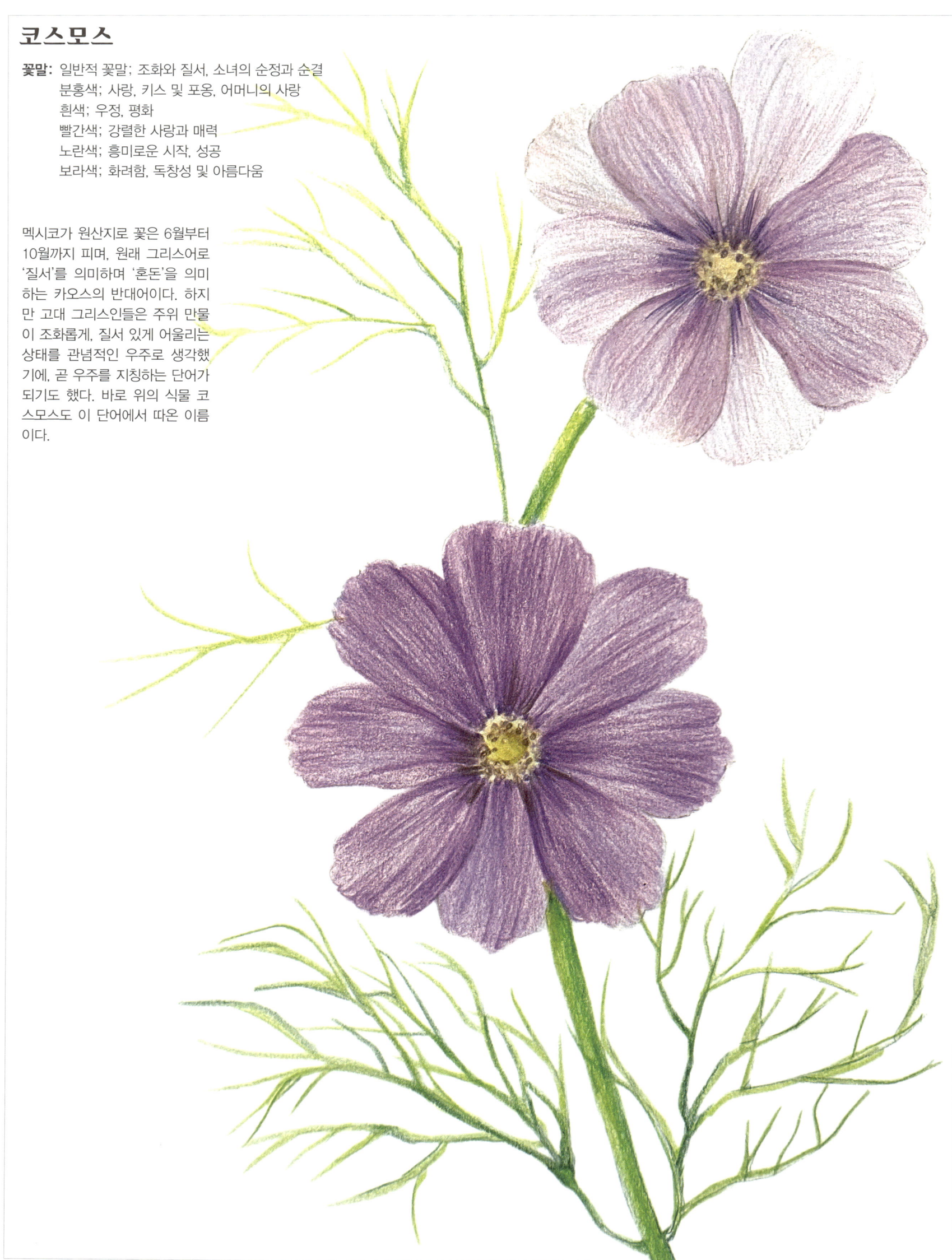

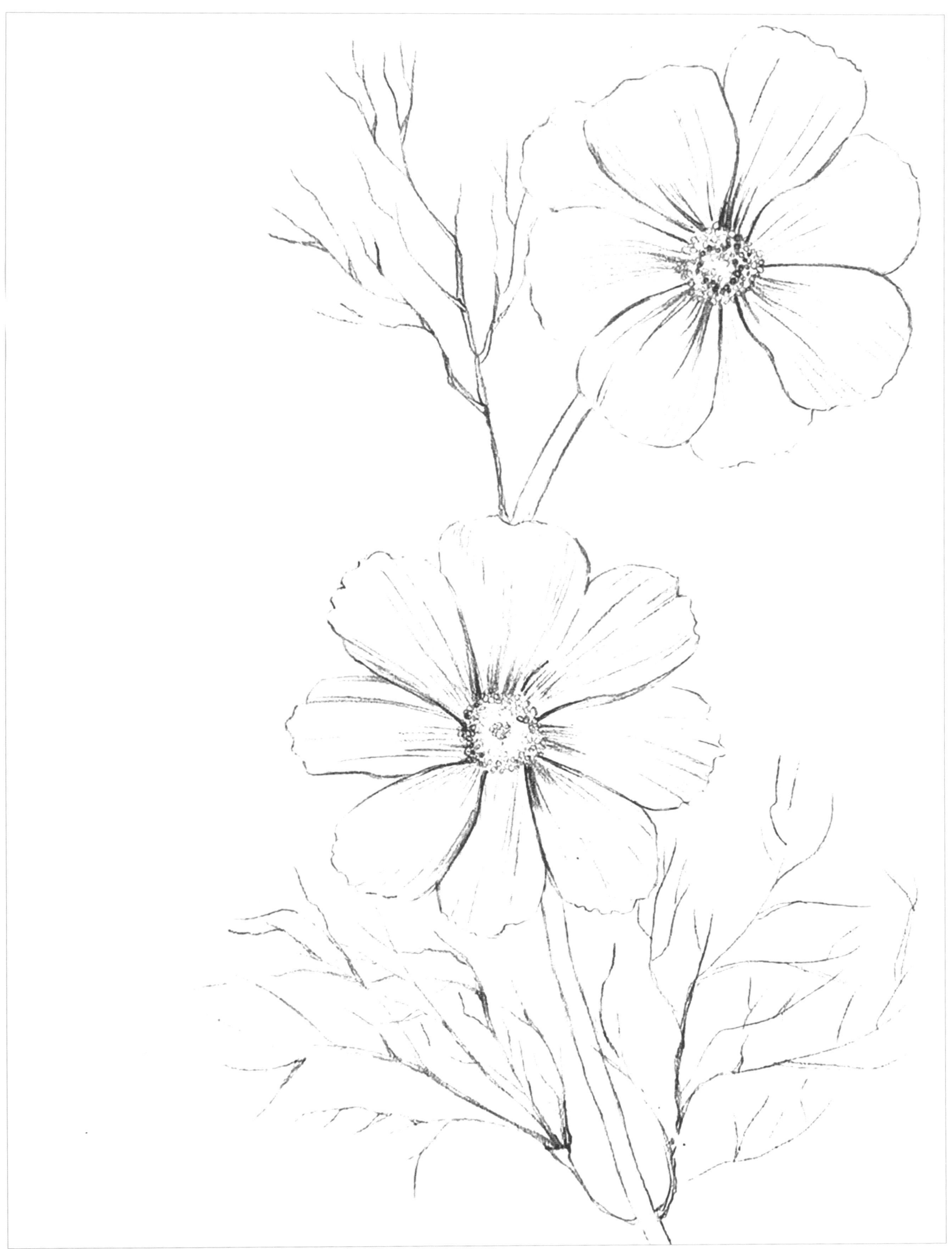

해바라기

꽃말: 자부심, 자랑스러움, 몰래한 짝사랑, 당신만을 사랑합니다.

꽃은 8~9월에 핀다. 국화과에 속하는 일년생 식물로, 해바라기는 어린 시기에만 햇빛을 따라서 동서로 움직이며, 꽃이 피고 나면 줄기가 굵어져서 몸을 돌리는 일이 없다.

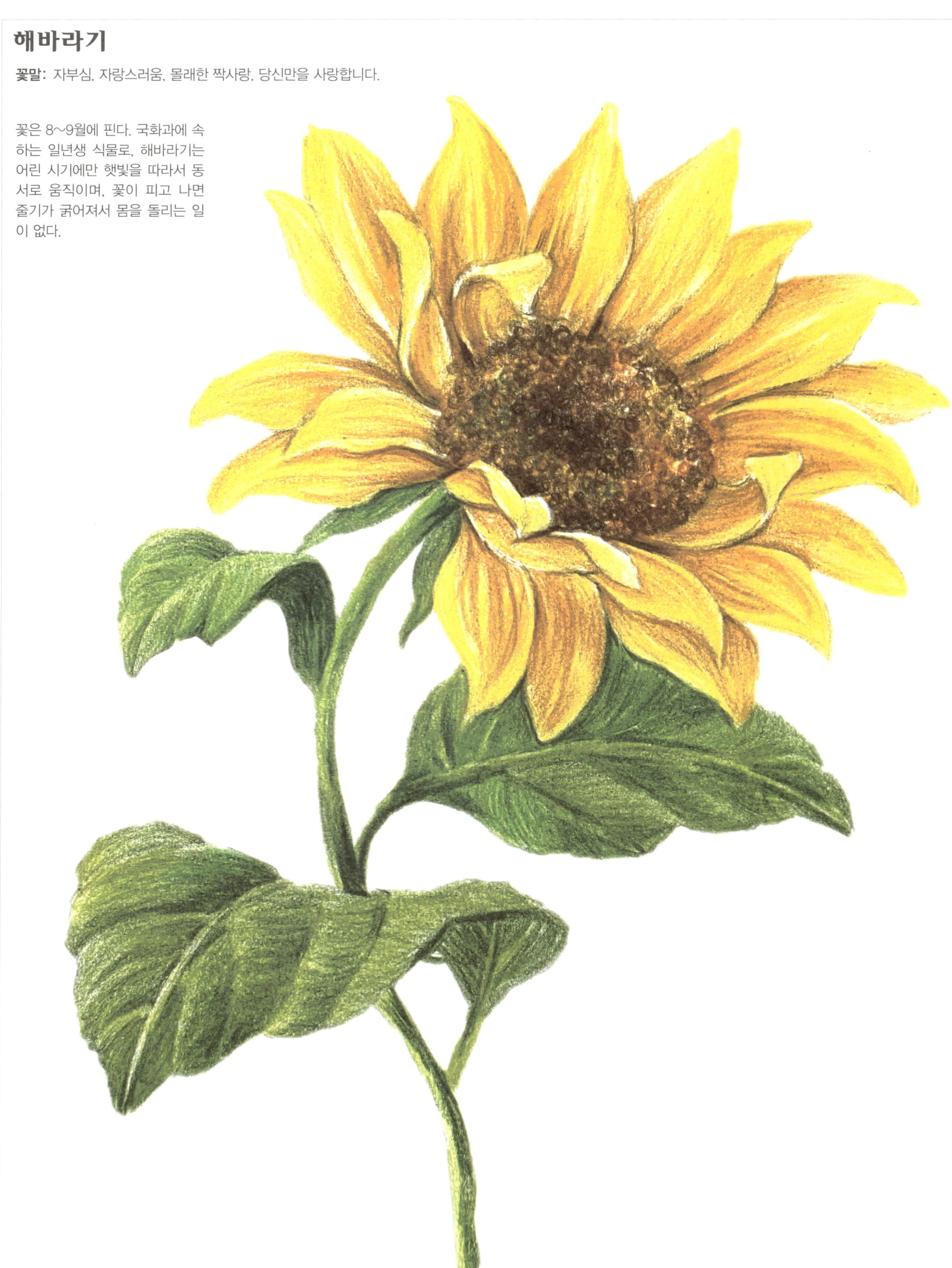

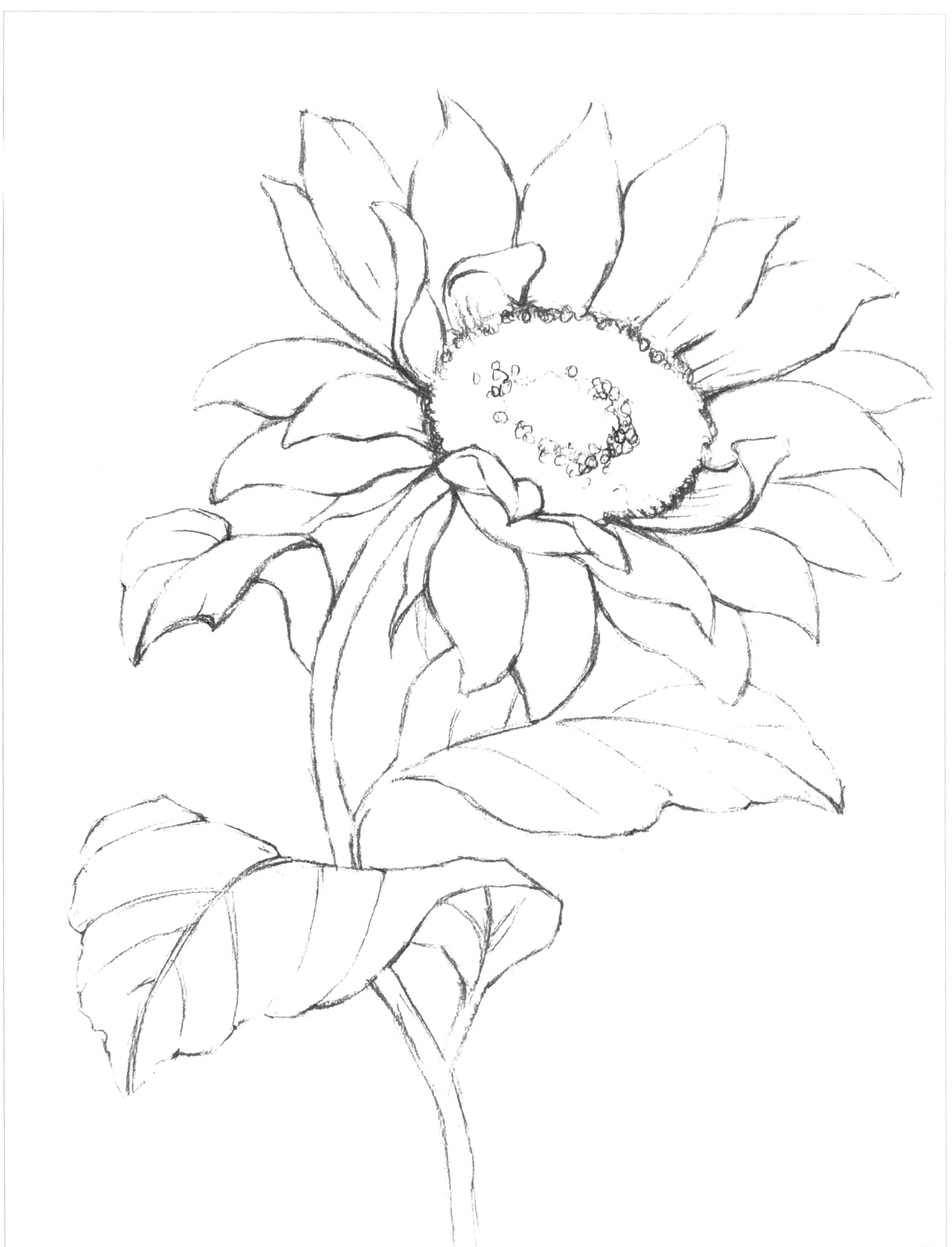

유칼립투스

꽃말: 사랑이 이뤄지는 나무

3~11월에 크림색의 꽃이 피고 열매는 반구형이다. 오스트레일리아가 원산지로, 잎에서는 유칼리유(油)를 짜낸다.

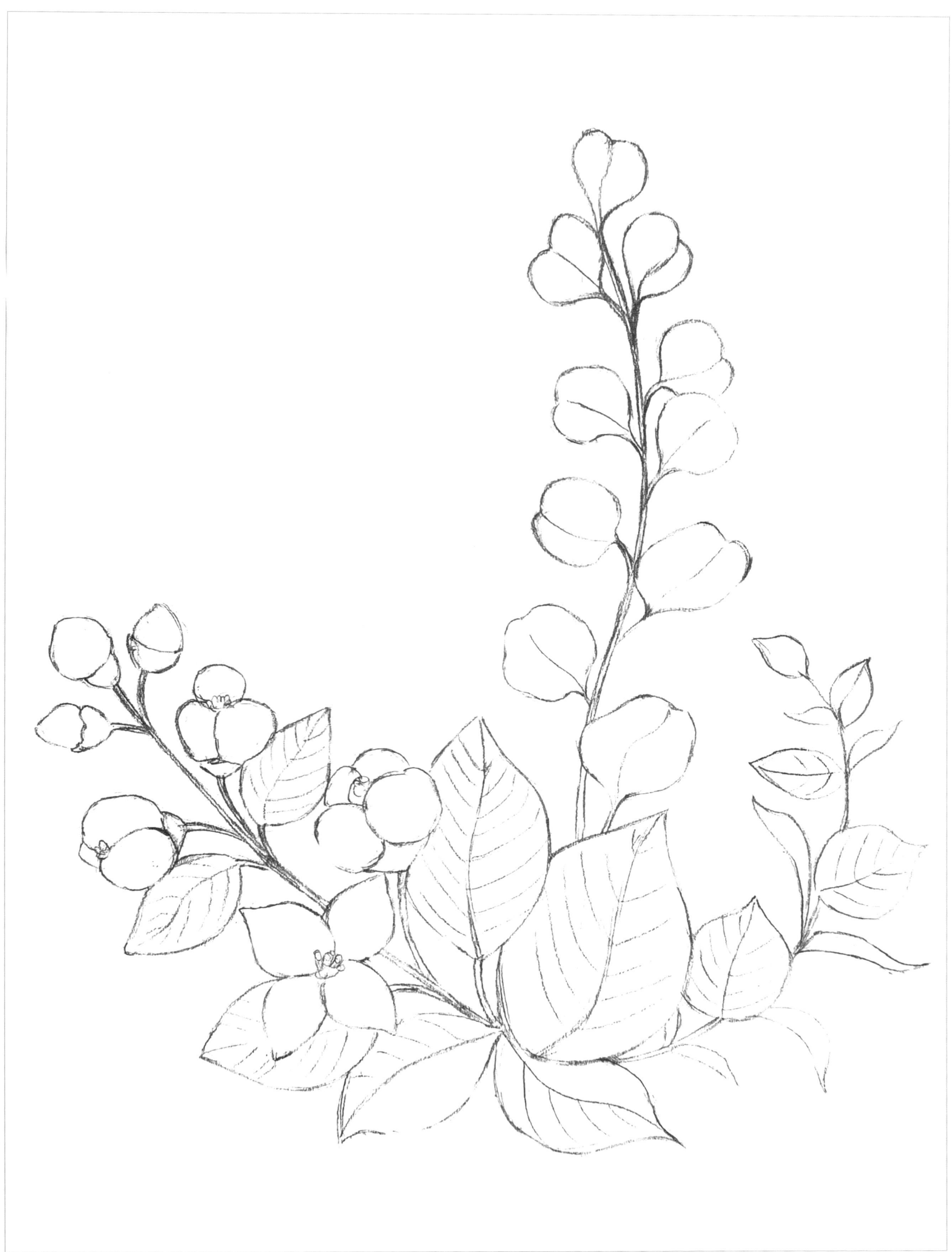

호접란

꽃말: 당신을 사랑합니다. 행복이 날아온다

태국, 미얀마 등 열대 아시아나 호주 북부지역이 원산지다. 나비를 닮았다고 해서 호접란이라고 하며 화려한 모양과 달리 향이 없는 것이 특징이다.

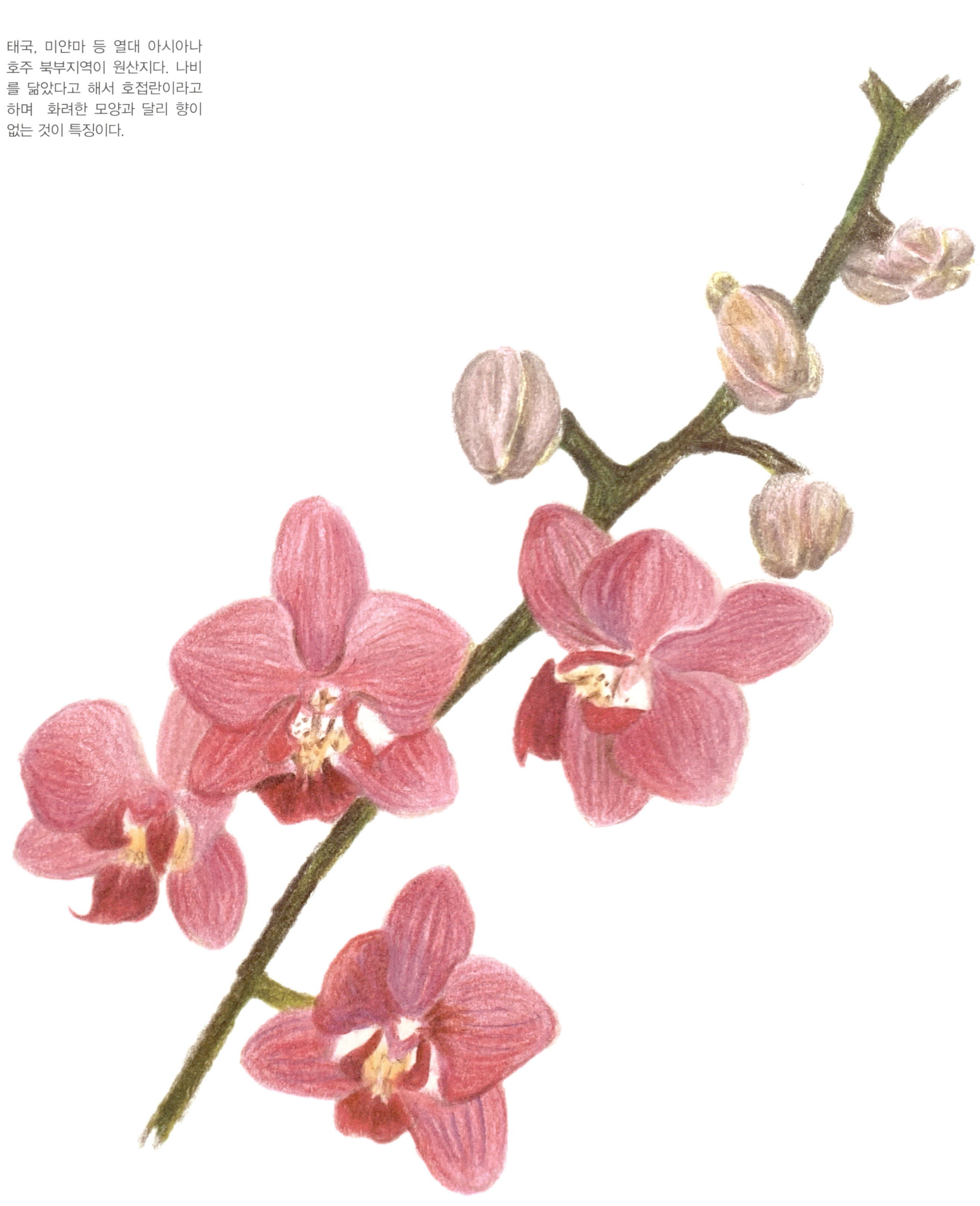

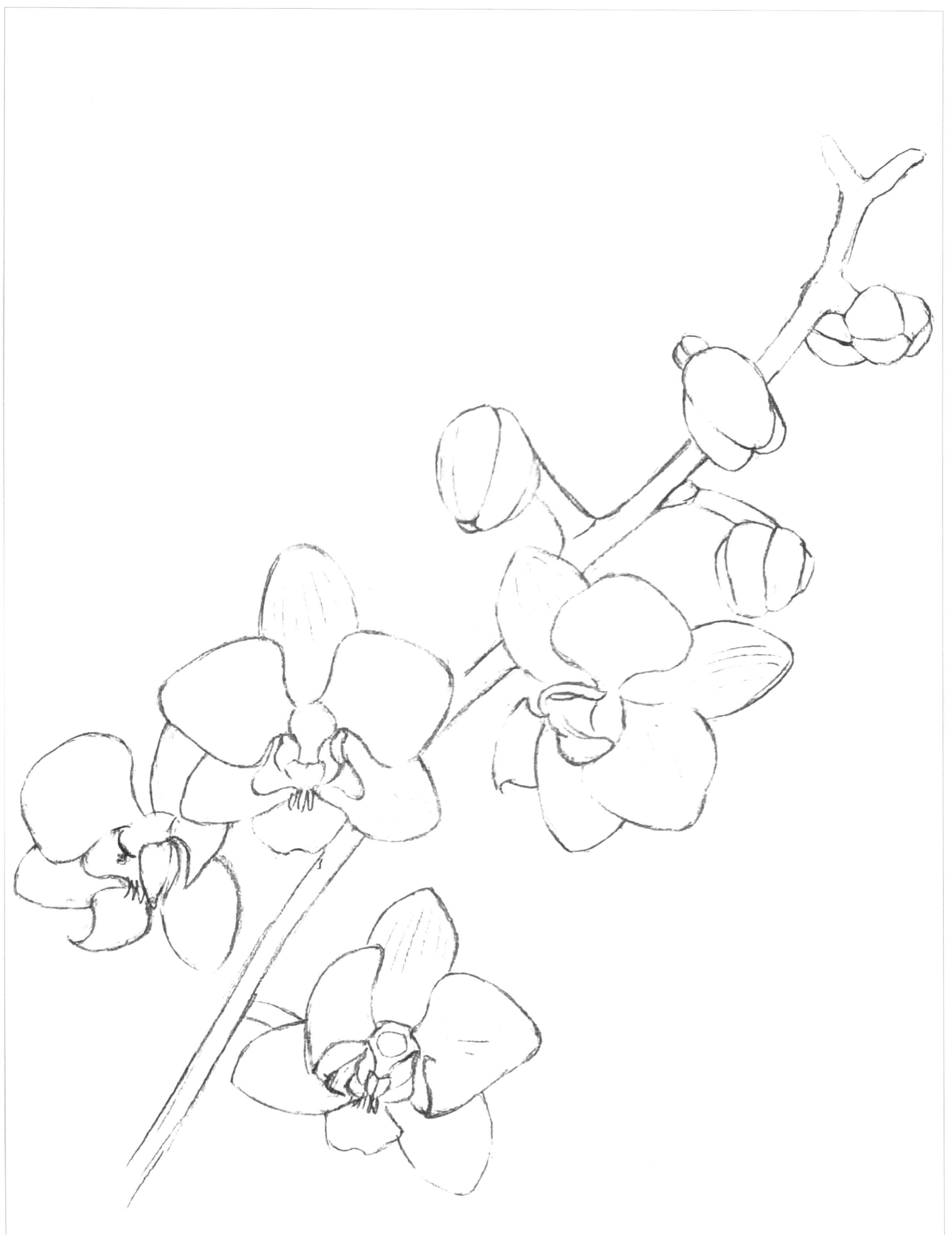

동백

꽃말: 빨간색; 소극적인 풍요로움, 꾸밈 없는 우아함과 겸허한 미덕
　　　　흰색; 완전한 아름다움 · 나무랄 데 없는 매력,
　　　　　　　최고의 사랑스러운 · 이상의 사랑
　　　　분홍색; 소극적인 아름다움 · 소극적인 사랑, 겸손함
　　　　노란색; 원만

동백은 '冬柏' 또는 '棟柏'을 표음한 것이다. 동백은 한자어이지만 우리나라에서만 사용하는 말이다. 이 꽃은 겨울에 꽃이 핀다 하여 동백(冬柏)이란 이름이 붙었다고 하며, 중국에서는 해홍화(海紅花)라고도 불렀다.

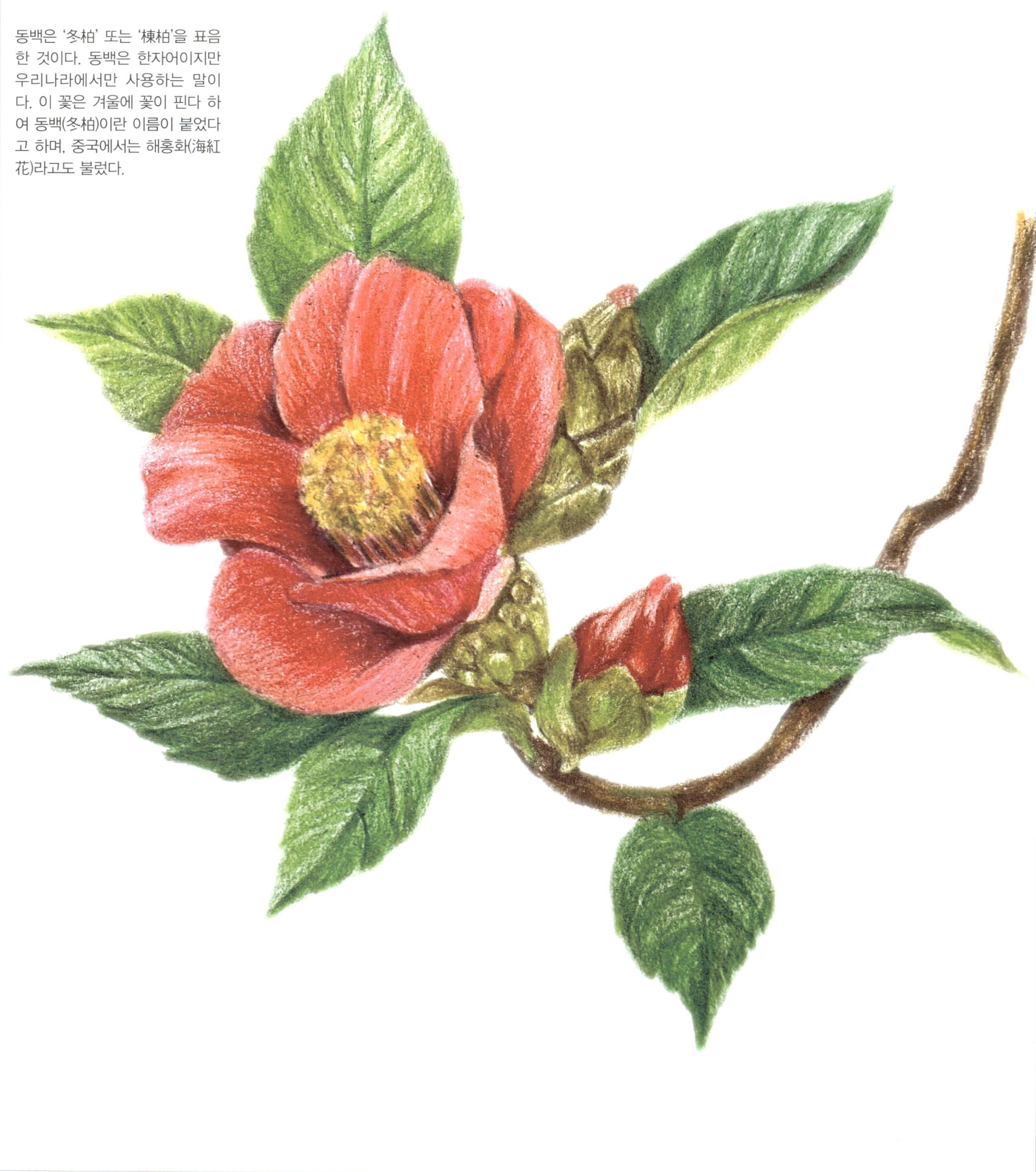

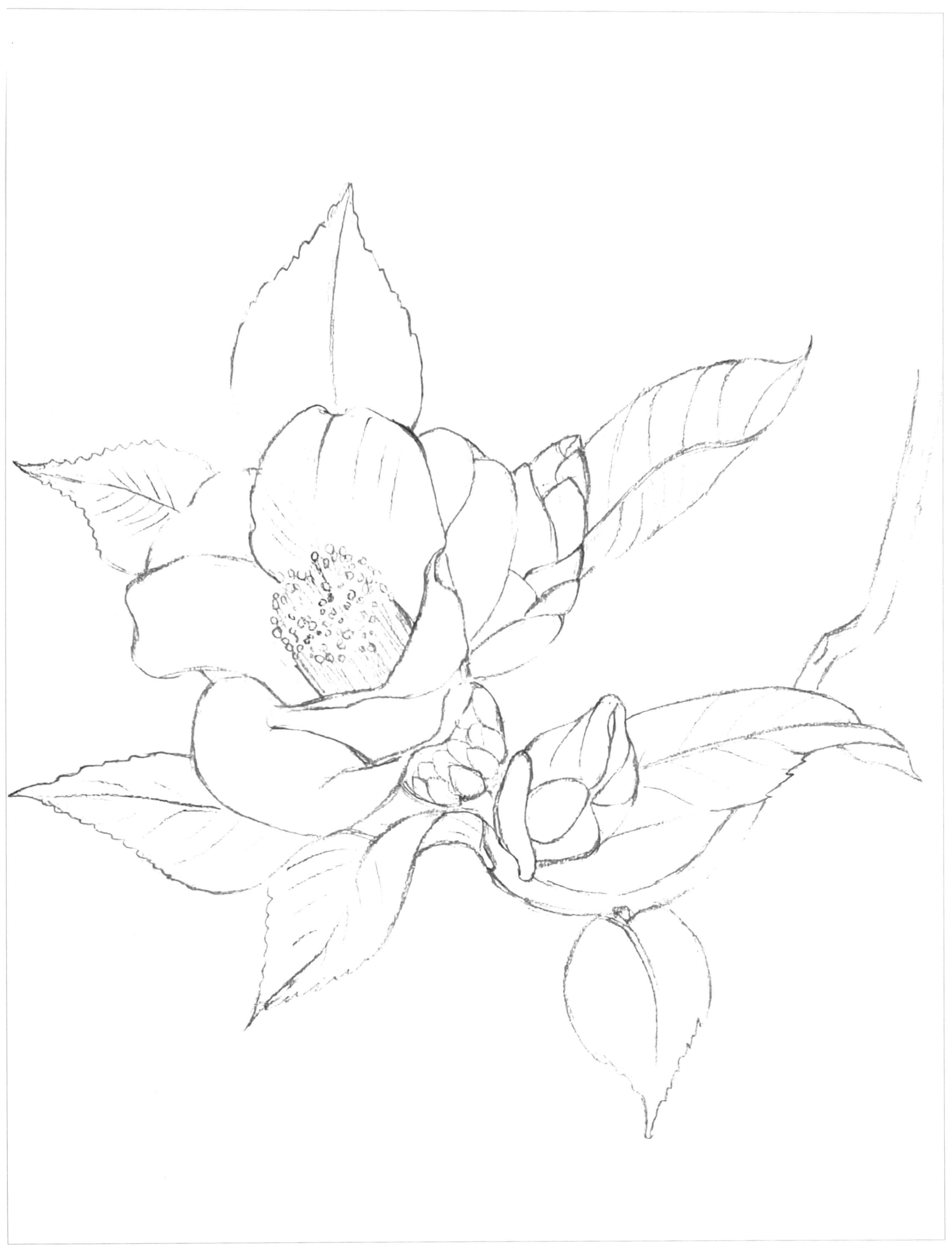

두뇌 트레이닝을 위한

어르신들의 색칠공부

인지발달에 좋은 효도선물 시리즈5 : 꽃

발 행 일 : 초판 1쇄 2022년 7월 30일
　　　　　초판 8쇄 2025년 6월 17일
펴 낸 이 : 김영진
펴 낸 곳 : 퍼즐북
그　　림 : 김민지
출판등록 : 2020년 04월 21일
주　　소 : 경기도 파주시 조리읍 등원로 129번길 28
E-mail : kyjaja@naver.com
전　　화 : 031-957-4910
팩　　스 : 0504-418-1696
인　　쇄 : 프린팅라운지 (031-937-8788)

ISBN : 979-11-970529-7-2

이 책은 저작권법에 따라 보호받는 저작물이므로 무단전재와 복제를 금지하며,
이 책 내용의 전부 또는 일부를 이용하려면 반드시 퍼즐북의 서면동의를 받아야 합니다.